具体例で学ぶコミュニケーション訓練

看護ふれあい学講座

監修：近藤千恵（親業訓練協会特別顧問）

執筆：中井喜美子（看護ふれあい学研究会会長）

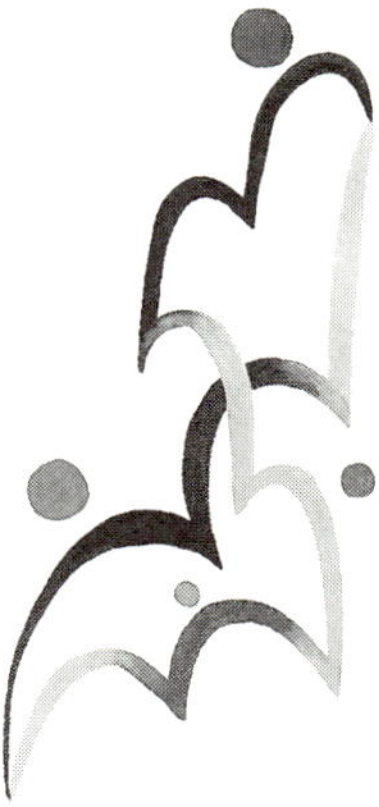

はじめに

看護は、患者があって行われる行為です。すなわち、人間関係があるからこそ成立するといえます。そのことは、すなわち、「ふれあい」がおこることであり、「コミュニケーション」が必要とされます。ところが、患者との人間関係、コミュニケーションは、毎日行うことながら、必ずしもスムーズにいくとは限りません。せっかくの看護者の思いが患者に伝わらず、看護がうまくできないこともよく経験されるのではないでしょうか。

病む人にとって、傍らに寄り添って看護にたずさわる方々との人間関係は、その生活の質を左右するほどの力をもちます。と同時に、それは看護の質をも左右していると言えるのです。

患者は、どの人もその人固有の苦しみをかかえており、一人一人の苦痛に対応するのが看護の行為です。各人の個別の欲求とそれへの対応が看護の基本なのです。そのことは、看護者が一人一人の患者の欲求が何であるかを正確に聞きとる能力と、明確化された欲求への的確な対応能力をもつ必要があるということにもなります。すなわち、コミュニケーションの能力の高さが求められます。

主治医という言葉があります。主治看護者という考えがあってもよいのではないでしょうか。患者についてよく理解し、医師、栄養士、薬剤師、検査技師などの専門知識を、その患者に最もよい形で動員できるのが看護者ではないかと思うからです。この考え方からすると、患者の気持ちを正確に理解し、医療チームにそれを伝え、医療チームの考えを的確に患者に伝えるのが主治看護者のできることです。まさにコミュニケーションの能力が鍵となる役割を、看護者は果たすことになります。

看護におけるコミュニケーションの能力が看護の質を決める鍵です。そしてこの能力は訓練によって磨けます。その研修の場を提供しているのが、親業訓練協会の「看護ふれあい学講座」です。そして同講座を受講することで、「コミュニケーションに関心をもち、特別な訓練を受けた」ことを認定していく制度が、「ふれあいコミュニケーション・リーダー」と呼ばれる資格です。

本書は、「看護ふれあい学講座」が提供する内容を記した本です。また、講座に参加し、知識の学習にとどまらない、体験を通しての学習で実践能力を高めた、ふれあいコミュニケーション・リーダーの有資格者が、おのおのの現場で学んだことをいかに応用してこられたかの実例の宝庫でもあります。

本書はまた、「看護ふれあい学講座」の精神でもある、「ふれあいマインド」が実現できる方法と、実現されている実例を示すものでもあります。病む人に接する場合、往々にして看護者は一方的に世話をみる側であり、もう一方は世話をみられる立場にあると考えがちですが、それでは看護からの満足は看護者にも患者にも薄くなるのではないかと思うのです。本来は、互いに人間としての感情を共有する対等な存在であり、たまたま一方が看護者、もう一方が病む立場にあるというだけではないでしょうか。

したがって、看護者が一方的に病人を理解するのではなく、病人もまた看護者を理解する、という相互理解の上で接していくことが必要だと思うのです。看護者はどんな人が病を得たのかを知り、患者はどんな人に看護されるのかを知る結果として、ふれあいは生じてきます。ここに、「ふれあいマインド」の必要性があるのです。この「ふれあいマインド」の実現なくして、看護はあり得ないでしょう。

著者の中井喜美子さんは、長年、講座のインストラクターとして、医療関係者のためのコミュニケーション訓練を「ふれあいコミュニケーション・リーダー一級」の有資格者として自ら行うとともに、看護ふれあい学研究会の会長として、この分野の第一人者としての豊富な経験をもとに本書を著されました。数多くの具体的な看護の実例が、読者に大きな感動を与えることでしょう。「看護ふれあい学インストラクター」の活動は、受講する医療関係者の方々のコミュニケーションのあり方を、本人にとっても周囲にとっても、人間的な心の通い合いのできるものにしようとするものです。

中井さんをはじめとし、全国にインストラクターが散在し、看護・介護など医療福祉の活動にたずさわる方々を対象に、講座を開いています。講座に参加し、ふれあいコミュニケーション・リーダーの資格をもった方々の素晴らしい実践成果がこの中に記され、また今日もそれが実践され、新しい実例が生まれつつあります。

中井さんのご活動とともに、全国のインストラクター、受講生の方々の毎日の活動と実践に心からの敬意を表します。多くの方々の活動があったからこそ、この一冊の書物が生まれました。

本書が二一世紀のコミュニケーションを支え、看護をする人、される人の幸福と満足を創造していく上で大きな力を発揮することを確信し、ここに喜びとともに世に送り出します。

二〇〇〇年一一月

親業訓練協会理事長　近藤 千恵

目次

はじめに……1
執筆者プロフィール……13

第一章　なぜ看護者になろうと思ったか……14

看護者という職業に憧れて・14　理想と現実のジレンマ・15
「白衣の天使」という足かせ・17　患者と手をたずさえた看護を・18

第二章　看護者の神話、期待、役割演技……20

看護者の理想像・20　頭ではわかっていても・21
言葉によらないメッセージから伝わるサイン・22　人間的な看護のモデル・24

第三章　行動の四角形……26

受容領域と非受容領域・26　看護者の性格と患者の性格の関係・28　変動する受容領域・30
環境によっても変動する受容度・31　自分の感情に正直になること・33
問題所有の原則（その1）・34　患者を手助けするときの原則・38
患者も看護者も、「問題なし」状態の重要性・40

第四章　コミュニケーションをはばむ対応のパターン……42

患者が心を閉ざす看護者の一二の助けの試み・42

（1）命令、指示、指揮／（2）警告、注意、脅迫／（3）説教、訓戒、義務づけ、世話やき

（4）忠告、提案、解決策を与える／（5）論理による説得、議論、教示、講義／（6）審判、批判、反対、非難

（7）賞賛、同意、肯定的評価、是認／（8）悪口を言う、バカにする、侮辱する／（9）解釈、分析、診断

（10）激励、同情、なぐさめ、支持／（11）探る、質問、尋問／（12）逃避、ごまかす、笑いにまぎらす

悩みや不安を軽くする「受動的な聞き方」・55

第五章　能動的な聞き方……58

コミュニケーションの難しさ・58　能動的に聞くことの大切さ・61

相手の言うことを積極的にくみ取るために・65　心のキャッチボール・67

第六章　心の声を引き出す能動的な聞き方の効果……70

能動的な聞き方の一〇の効果・70

（1）感情を発散させる／（2）感情が親しみやすくなる／（3）愛という深い気持ち

（4）患者は看護者の話を聞きはじめる／（5）患者が自分の人生に責任をもつようになる

（6）患者を信頼するようになる／（7）患者に対してもっと受容的になる

（8）看護者は、助け手であることに喜びを感じる／（9）看護者も患者も個々の人間になる

（10）コミュニケーションに起こりやすい「ずれ」をなくす

第七章　心の声を引き出す能動的な聞き方の例……76
手術後の患者の例・76　能動的な聞き方が患者を救う・80　コミュニケーションに自信をもつ・82
患者を癒す看護者の一言・83　相手を気づかう言葉の重み・85　相手の気持ちをそのまま口に・87

第八章　出産、誕生時のかかわり……89
「がんばって」は楽になれない・89　能動的な聞き方が赤ちゃんの不安を取り除く・92
人はコミュニケーションの中に生まれる・95　沈黙という課題を学ぶ・97
問題所有の原則（その2）・101　とっさの表現ができる看護の心を・106

第九章　感情は一過性のもの……108
否定的な感情をコミュニケーションとして選ぶとき・108　感情を歓迎しよう・109
自分をほめることで心にゆとりができる・110

第一〇章　患者のインフォームド・チョイスを援助する……113
患者の人生の所有権を侵さず、自主性が発揮されるようにかかわる・113
自己決定の手助けができる能動的な聞き方・115　家族との対立を解いた医師のかかわり・118

第一一章　聞き方によって相手の対応が変化する……122
悪循環からよい循環へ・122　実践から学ぶこと・123
（1）食事制限中にお菓子が食べたくなったGさんの例／（2）隣のベッドの人が苦手なTさんの例

認知症のお年寄りにも効果・126
（1）不安になってさわぐJさんの例／（2）幻覚や幻聴がある患者の例
（3）若いケースワーカーがつきっきりでケアをしたAさんの例／（4）チャーハンを食べたかったMさんの例

第一二章　人生の所有権を侵さない……132
適切な判断を可能にする能動的な聞き方・132
相手に関心をもって聞く一言が大きな意味をもつ・133　死と向き合う人への援助・135
（1）死をどうとらえ、生をどう活かすのか／（2）大人を気づかう子どもたち
（3）死別後のリハーサルをする子どもたち
親と一緒にいたいと願う子どもたち・142

第一三章　能動的な聞き方を正しく行うには……144
能動的な聞き方を正しく行う八つのポイント・144
（1）相手を信じて聞いているか／（2）練習が必要
（3）誰もが自分の問題を自分で解決できるとみなしてよいか
（4）能動的な聞き方は同意と同じか／（5）共感と同情（同感）の違い／（6）よい聞き手になるだけでよいか
（7）聞き手になりたくないとき／（8）聞き手が変化するリスク

第一四章　率直な自己表現とは……156
率直で正直なコミュニケーションを心がける・156

相手の権利や欲求を侵害せず、自分の感情や欲求や考えを表明・158
（1）他の人に自分を語る／（2）率直に、正直に自分の感じたことを表現する

第一五章　問題なし領域で患者に送る「わたしメッセージ」……162
「わたし」を主語に語ろう・162　看護者を身近に感じられる「宣言のわたしメッセージ」・164
（1）患者に協力したい看護者の気持ちを伝える
温かい心を通わせる「肯定のわたしメッセージ」・168
（1）検査結果を患者とともに喜ぶ／（2）ようやく指示通りに服薬するようになった患者に
（3）急患に駆けつけた、隣の病院の当直医に
気持ちよく「いいえ」と言える「返事のわたしメッセージ」・173
（1）昼寝をじゃまされたくない／（2）患者からのお礼を断る
トラブルを未然に防ぐ「予防のわたしメッセージ」・179
（1）検査後の注意事項を理解してもらうために
（2）初めての場面で患者を怖がらせたり、びっくりさせたりしないために
（3）受容できない行動を患者がしないように／（4）誤解をさけるために

第一六章　非受容領域では、「対決のわたしメッセージ」を……186
「看護者」にも受け入れられないことがある・186　「一人の人間」である看護者・187
「一人の人間」である患者・189　問題を所有するのは誰か・190
「対決のわたしメッセージ」・192　「あなたメッセージ」が人間関係を壊していく・194

医療チームとの人間関係へ・197
「能動的な聞き方」と組み合わせてこそ生きる「対決のわたしメッセージ」・201
（1）常備薬を把握して正しい処方箋を出したいのに、患者が非協力
（2）自分で着替えをしようとしない義父
（3）おもらしを繰り返す障害児へ「オシッコを知らせて」／（4）生後七か月の息子に思いを伝えてイライラ解消
親と子には親業訓練講座・211　「対決のわたしメッセージ」でどう変わるか・214
「わたしメッセージ」のリスク・217　切りかえを忘れないように・218　結果の意外性・218
「対決のわたしメッセージ」が有効でないときは・219

第一七章　環境を改善する……222

環境を見直そう・222
（1）環境に加える／（2）環境から除く／（3）環境を変える／（4）環境内で計画する
小さな工夫が大きな効果を呼ぶ――環境改善のあれこれ・229
（1）待合室でさわぐ子どもにクレヨンを／（2）タバコのポイ捨て防止策が病院全体のイメージを変えた
（3）水道の蛇口の閉め忘れ防止策
医療過誤をなくす環境改善を・231

第一八章　勝者も敗者もない第三法で対立を解決する……232

行動の四角形の一番下に、まだ残るもの・232　対立は「悪」ではない・232
勝負をつける解決の方法・235

1 第一法……看護者が勝ち、患者が負ける／2 第二法……看護者が負け、患者が勝つ
3 第一法・第二法の間を揺れ動く／4 第三法（勝負なし法）とは
欲求の対立か価値観の対立か・243 第三法による問題解決への道・246
第三法の六段階・248
（1）第一段階……問題を明確にする／（2）第二段階……可能な解決策を出す
（3）第三段階……解決策を評価する／（4）第四段階……最善の解決策を決定する
（5）第五段階……実行に移す／（6）第六段階……結果を評価する
第三法の実践・252
（1）一人で寝たくない子ども、仕事をしたい看護者／（2）勤務スケジュールをめぐる看護師Aと看護師Bの対立
第三法（勝負なし法）の利点・260
（1）決定事項を実施する責任感の高揚／（2）より高度な決定／（3）より温かい関係／（4）迅速な決定
（5）売り込みが不要
第一法を使う場合・263 生きた看護の再構築へ・265
（1）排泄の自立を目ざして／（2）九一歳の高齢者でも／（3）向精神薬の必要性の検討
（4）スタッフの不安を支えたコミュニケーション
自由になる範囲・271

第一九章 患者同士の対立をどう解決するか……275
患者同士のトラブルへの対応・275 介入的援助・276
（1）老夫婦のトラブルを解消／（2）延命処置を行うかどうか

プロセスコンサルタント・280
（1）一時帰宅をどうするか／（2）解決の手助けをするプロセスコンサルタント

第二〇章　価値観の対立をどう解くか……285

価値観の対立とは・285　価値観は変えずに「行動の問題解決」をする・289
（1）血糖コントロールのための入院を拒否する患者／（2）訪問看護の費用支払いを拒否
患者の「コンサルタント」になる・292
（1）インスリン自己注射治療のすすめ／（2）三〇年近く入浴を拒否してきたAさん
価値観に影響を与えるわたしメッセージ・297
（1）患者自身への影響を伝える三部構成／（2）二部構成
「価値観に影響を与えるわたしメッセージ」の例・299
（1）透析を受けようとしない腎不全患者／（2）糖尿病の自己コントロールの援助
実践で示す「模範」・302　自身の価値観を見直し「自分を変える」・304
死が避けられない子どもたち・306

あとがき……312
参考図書……315
索引……319

装画：加藤美樹　装丁・本文デザイン：山崎デザイン事務所

執筆者プロフィール

監修者

近藤千恵（こんどう　ちえ）

親業訓練協会特別顧問

一九四五年、広島市に生まれる。国際基督教大学卒業（心理学専修）。

同時通訳者として活躍するかたわら、一九七四〜七五年、米国カリフォルニア州パサディナ市のETI本部で親業インストラクターの資格を取得。

一九八〇年、親業訓練協会設立。

現在はインストラクターの養成、講演、執筆等で活躍中。二児の母。亜細亜大学講師。

■主な著書

『子どもに愛が伝わっていますか』（三笠書房）、『人間関係を育てるものの言い方』（大和書房）、『「親業」に学ぶ子どもとの接し方』（新紀元社）、『介護者のための人間関係講座』（あさま童風社）、『心とこころの保育』（ミネルヴァ書房）、訳書に、『親業』（大和書房）、『教師学』（小学館）、『自分らしく生きるための人間関係講座』（大和書房）、『自立心を育てるしつけ』（小学館）など。

執筆者

中井喜美子（なかい　きみこ）

看護ふれあい学研究会会長

一九六五年、東京女子大学心理学科卒業後、東京大学大学院教育学研究科修士課程修了。

一九八四年、親業訓練インストラクター（現在、シニアインストラクター）の資格を取得し、機関誌「おやぎょう」の編集長を務める。

一九九〇年、親業インストラクター養成トレーナーの資格を取得。

一九九二年、看護セミナー・看護ふれあい学講座インストラクター（現在、上級インストラクター）の資格を取得し、日本医科大学看護専門学校講師、学生カウンセラーも務める。

一九九七年、ふれあいコミュニケーション・リーダー養成トレーナー資格取得。

現在、東洋英和女学院大学、茨城大学、慈恵看護専門学校の非常勤講師として活躍中。

■主な著書

『親に何ができるか「親業」』（共訳書、三笠書房）

第一章　なぜ看護者になろうと思ったか

看護者という職業に憧れて

なぜ看護者になろうと思いましたか？――そんな質問を看護学生にしてみました。

「小さい頃からの夢だったから」

「人の役に立ち、資格がとれるから」

「やりがいのある仕事だから」

「一生が勉強で、自分も成長できる素晴らしい職業だと思ったから」

「コンピューターに向かってばかりの仕事と違い、人と接し、人を感じ、人を助けるという人間らしい職業だから」

「暖かい心をもち続けられる仕事のような気がするから」

と看護職の可能性についてイメージをふくらませた答えが返ってきました。

また、

「実際に身内の入院や、亡くなる体験がきっかけで」

「幼いとき病弱でよく入院し、そのときの看護師さんに憧れたが、父が癌で亡くなり、憧れが目標に変わった」

「母が数年来病気で、近くに看護師（知識のある人）がいたら心強いだろうし、自分自身も母の役に立ちたいから」

「大好きな祖父が寝たきりになり、身の回りの世話や、話し相手をしていると、とても頼りにしてくれた。人に頼られることの素晴らしさ、世話をすることに、やりがいを感じたから」

と自分自身の関わりを通してのコメントもありました。

その他には、

「母が入院していたとき、担当の看護師さんが頼もしくて励まされたから」

「高校の一日看護体験で、看護師さんの明るく、てきぱきした行動を見て、私もそんな人になりたいと思ったから」

「仮死状態で生まれ、助産師さんのおかげで蘇生したから」

「母親が看護師だから」

と、実際に現場で働いている方々の影響が大きいこともうかがえました。

理想と現実のジレンマ

戴帽式の日、ナイチンゲールの像の前で、その灯を移したろうそくを手にし、「I would be your angel」

という言葉を胸に刻みながらナースキャップを戴いて、看護者となっていく。このやりがいのある仕事をまっとうしながら、周りの人たちも、自分自身も輝かして生きていきたいと、誰もが思って一歩を踏み出していくのです。

「ところが……」と、二人の学生が心の内を私に話してくれました。

「実習や演習授業を受けているうちに、私の人生って何だろうと考えさせられるようになりました。自分の一生をかけて打ち込む『仕事』なのに、それは自分のためでなく、常に誰かのためでした。患者さんという誰か、私はそれに気づき始めていました。私にとっては、それが不満でもありました。自分の大切な一度きりの人生を、自分のためではなく他の誰かのために生きるのは違うのではないか。でも、本当に自分の人生を大切にして生きるには、どうしたらよいか、実は今はわかりません」

「私は不満が多く、ぐちを言って、さらに不満を増大させ、周りに当たることが多いのですが、それでは自他ともに傷ついてしまいます。このような性格であっても、人を癒せるような人間になりたいと願う自分がいることも事実です。今の社会の中では、他人の目というものが、自分自身を惑わす原因の一つだと思います。それらに重心をおくとき、もう自分の人生の主導権を、他人に預けていると思います。まるで手綱を引かれた馬のようです」

ここに語られたジレンマは、実際に看護の仕事にたずさわっている現職の看護者のなかにもときには感じられることかも知れません。

「白衣の天使」という足かせ

看護という神聖な職業についたことで、仕事上看護者としてなすべき役割を果たそう、その役割をとらなければならないと考えて、がんばるうちに、本来自分がかけがえのない一人の人間であることを忘れてしまってはいないでしょうか。

看護者はかくあるべきという自分の考えをもとに、特定の行動をしようと一生懸命努力します。その結果、普通の人間だった自分から、白衣の天使に変身したり、またむしろ白衣の天使でなければならないと自ら課すことを、周りからも期待されていると思い込みます。

しかし、この変身は、本当は大変無理な状態を自分でつくってしまう危険をはらんでいるのです。看護者は、この変身によって、自分も弱点をもった普通の人であり、感情をもった生身の人間であることを忘れてしまうことがあまりにも多いのです。患者に接するとき、一人の人間として自由に自分を表現することがもはやできなくなってしまう、白衣の天使なのだから、普通の人と同じではいけないと思ってしまうのです。

こういう「人変じて白衣の天使となった」看護者にとっては、仕事の責任の大変な重圧が、一つ一つ試練と感じられ、患者にはいつも思いやりを示さなければならない、無条件に患者を受け入れ、寛大でなければならない、自分の欲求は患者のためにひとまず抑えなければならない、いつも冷静で、公平でなければならない、そして何よりも、絶対に過ちを犯してはならないと考えています。

この気持ちの底にある仕事や患者を大切に考える思いは、あたたかいものですが、看護の仕事がこれですべてうまくいくかというと、ふつうその逆になってしまうことが多いのです。仕事につらさと苦しさを感じている人は、基本的に、この自分の人間性を忘れてしまって、白衣の天使になれない自分を責めていることが多いのではないでしょうか。

「だからといって、患者さんに『あなたの看護はしたくない』とは口が裂けても言えません」

それはその通りです。しかし患者の行動をいつもすべて受容できる看護者などいるのでしょうか。外面ではにっこり笑って受容するように行動をしていても、自分の内部では本当は受容できないと感じていると、言葉以外の態度や表情、声の調子についあらわれてしまいます。これでは、到達不可能な理想を掲げながら、現実の自分を責め続けるという結果になってしまいます。

患者と手をたずさえた看護を

看護の現場では、がんばって闘病し生きておられる方々の姿に励まされることや、感謝の言葉に元気が出ることとや、ともに体験した喜びに、看護の仕事をしていてよかったと感じることがたくさんあります。しかし、元気になっていかれる方々ばかりとは限りません。受け入れがたい現実に出会うこともたくさんあります。なぜなら看護とは、生の瞬間から、死のときまで、人間のあらゆる事態にかかわる、二四時間態勢の仕事なのですから。

特に、少子・高齢化社会を迎えて、老人の疾病への対応や、回復の見込みのない重症な患者との長いつきあいが要求されてきています。患者の生活の質（クオリティ・オブ・ライフ：ＱＯＬ）が重視され、さまざまな改革が叫ばれていながら、看護者自身のＱＯＬは、どれほど大切にされているのでしょうか。本来患者のＱＯＬが満たされるためには、そこにかかわる人々のＱＯＬが高められている必要があるのです。

人は一人では生きられません。助けあって生きてこそ、人間なのです。患者一人一人のかけがえのない人生を生かす看護にたずさわる看護者は、自らの一回きりの、かけがえのない人生を生かしながら、患者と手をたずさえて看護をすべきなのです。自己犠牲であってはならない、看護者と患者が互いに生かしあう関係で行われるものであるはずです。

ナイチンゲールの灯は、患者だけを照らしているのではありません。その灯をかかげた看護者自身を、真っ先に照らしているのではないでしょうか。その灯に輝く看護者の姿とケアが、患者の生きる意欲と喜びに、安らかな死を迎える心に灯をともしていくのです。

本書が紹介する看護ふれあい学講座は、看護者が、まず自らを照らす光をもって、患者の心を照らし、それぞれが人生の主役になることを可能にする、コミュニケーションづくりを学ぼうとするものです。一人の人間である自分も、同じ一人の人間である相手も大切に生きるための人間関係の構築です。それが看護者のリーダーシップにつながります。

第二章　看護者の神話、期待、役割演技

看護者の理想像

看護を学ぶ過程で、看護者の理想像、あるべき姿について、そして患者への関わり方について、仕事の性質上、次のように教えられてきたのではないでしょうか。

①よい看護者は、穏やかで、優しく、いつも平静である。常に冷静さを失わず、感情をあからさまにしない。

②よい看護者は、先入観や偏見をもたない。人種差別や性差別をしない。誰にでも同じように暖かい心をもって接する。えこひいきはしない。

③よい看護者は、自分のありのままの感情を患者には見せない。

④よい看護者は、患者の生きる力を引きだして、自然治癒力を高めるための静かで適切な環境を作る。

⑤よい看護者は、態度が首尾一貫している。ときに応じて態度を変えたり、より好みしたり、感情の起伏を表に出したり、間違ったりしない。

⑥よい看護者は、患者より多くの知識をもっていて、質問には適切に答えられる。

⑦よい看護者は、看護者同士助け合う。個人的な感情、価値観、信条はひとまずおいて、患者に対して、統一戦線を張って臨む。

すなわち、よき看護者は普通の人より理解力があり、物知りで、常に人のことを考え、自分を捨てて、完璧でなければならないということになります。

日本最初の看護婦の手による看護書『看病の心得』（明治二九年、東京慈恵医院看護婦教育所七回生平野鐙著／大空社）の看病の心得緒言に、「それ看病のことたる社会における最も博愛慈善の業にして、ことに婦女子に於ては寧《むし》ろ天職として盡《つく》すべきの務とす」とあり、また第一章一般の心得（七）病人の介抱に、「看病者は、専《もっぱ》ら心を病者の鬱憂《うつゆう》を散ぜしめんことに留意し、自己《みずから》も、必ず鬱憂の情況を呈せざるに務むべし」とあります。明治時代看護の活動が始まったときから、これは看護者の務めとされてきました。

しかし、その務めのためにもし先に述べたこの七つの神話をすべて実行しようとしたら、それこそ高徳の人にならなければならないし、本当の自分をあざむかない限りはできないでしょう。それなのに、よい看護者像のモデルと自分を比べて、看護者として自分は不適格だと決めて、自信を失ってしまってはいないでしょうか。

頭ではわかっていても……

ある看護者は、こう言います。

「平日の準夜勤は四人の体制でやっていますが、日曜、祭日は三人体制になります。そのうち一人はＩＣＵ担当なので、残る二人で七五人の患者さんを受けもつことになります。電話の応対から、点滴の漏れまで、さまざまな仕事が押し寄せてきます。そんな忙しいときに、排尿介助のナースコールがあると、つい声が荒くなってしまいます。そして、しばらくすると、『ああ、また言ってしまった』と後悔する私です」

「何回説明しても理解していない患者さんがいると、それが病気や年齢からきているものとわかっていても、『もう三回も同じことを言っているのよ』と言ってしまい、後で悔やみます」

「患者さんの指導、教育をするとき、なかなか理解してもらえない人には、最後は命令口調になってしまうこともしばしばです」

この三人の看護者は、心のどこかに罪悪感を感じながら患者に接し、しかも結局わかってもらえないつらさを抱え込んでいます。このように看護の仕事を負担に感じながら、本当によい看護ができるはずはありません。

言葉によらないメッセージから伝わるサイン

たとえば夜勤の忙しい時間帯に、何度もナースコールをして、自分の手の届くところにあるものをとってほしいと言われる場合を考えてみましょう。

看護する側は、重症の患者へのケアを次々行わなければならず、「ただでさえ手が足りないのに」

とだんだんイライラしてきます。こちらのことを考えもしないでと患者に対して怒りさえ感じてきます。それでも患者を受け入れなければならないと、白衣の天使になろうとした場合、患者にどんな影響があるでしょう。

　患者は医師や看護者の態度に、驚くほど敏感です。というのも実は医師や看護者の方が、意識的または無意識的に、「言葉によらないメッセージ」を伝えているからなのです。人はイライラしたり怒ったりすると、気がつかないうちに、どうしてもそれが外に出るものなのです。人によって違いはありますが、顔をしかめたり、眉がつりあがったり、声の調子が変わったり、特別な態度をとったり、顔の筋肉がこわばったりするのです。患者には、そういうヒントはすぐ伝わってしまうのです。

　患者はそれを見て、看護者は本当のところ自分を好きじゃないんだなという感じをもちます。看護者が、内心で患者の行動（頻回にナースコールをする）を受容できないと思っているのに、言葉で、「いつでも呼んでくださいね」と受け入れていることを示すとどうなるでしょう。患者は、二重のメッセージを受け取って混乱してしまいます。「いつでもナースコールをしてよいのだ」という「言葉」と、看護者は、「本当は呼んでほしくない」ということを伝える「言葉によらない」ヒントとの両方を受けとった患者は、「身動きできなくなってしまう」可能性があり、その心理に深刻な影響を与える危険があります。

　幼児期に、親からこのような二重のメッセージを受け、同じようなジレンマを体験してきている人も少なくありませんが、そういう状況が重なると、自分は、愛されていないと思うようになってしまいます。そして、自分が愛されているか、心をかけてもらっているか、いつも「試そう」としたり、大きな不安感につきまとわれたり、感情が不安定になったりして、かえって看護者をわずらわせることになってしまいかねません。

「あの看護師さん、口ではすごくやさしいこと言っているけれど、私のところに本当は来たくないのよ。寝ていると、それがよくわかるの」

看護者が、本当の自分の感情や態度を隠したつもりでも、敏感な患者の前では、実際には隠せません。私自身も、入院患者になって、看護者の気持ちが手に取るように見えることに驚いた経験があります。

看護のように、二四時間態勢で長く続くかかわりのなかでは、本当の感情を患者から隠すことは無理です。相手を受け入れているふりをすることは、患者に、むしろ心理的打撃を与えてしまう危険性があることを、看護者は理解すべきなのです。自分が一人の人間として、患者のその行動を受け入れていないことを認識し、あたかも受け入れているかのように振る舞うことは、やめたほうがよいのです。

看護者がありのままの自分になるところから、人間的な本当の看護が始まるのです。

人間的な看護のモデル

それでは、看護者が、患者に対して、肯定的な感情や、否定的な感情をもつ一人の人間として、自分を認めながら看護の仕事ができるようになるには、どうしたらよいのでしょうか。

看護が、人を対象に行われる仕事であるからこそ、心からの看護を行うためには、看護者自身が、人間らしさを捨てる必要はありません。むしろ、自分がさまざまな感情をもった一人の人間であることを認め、自分を許す必要があるのです。

逆説のように聞こえるかも知れません。しかし、自分の感情を大切に見ることなくして、他者の感情に敏感になれというのは、無理な話です。自分の感情を見ないようにしている癖がついてしまえば、患者の本当の感情も、見えなくなってしまう危険をはらんでいます。

一人の人間として、もっと人間的で現実的な看護者でありながら、看護の質を高め、患者のＱＯＬを高める関わりができます。そのためのモデルがあるのです。

第三章以降にそのモデルを紹介していきましょう。

第三章　行動の四角形

受容領域と非受容領域

看護者は患者に対して、ときによって二つの異なった感情をもつはずです。受け入れる気持ち（受容）と、そうでない気持ち（非受容）です。患者の行動を自分の心の「四角形の窓」を通して見ながら、患者がしていることを認めようとする気持ちのときと、そうでないときがあることでしょう。

図1は患者の行動のすべてが心の窓に入ってくる状態を、四角形に表しています。もちろん、すぐに受け入れられる行動もあれば、なかには、できないものもあります。この四角形を、受け入れられる領域（受容領域）と、そうでない領域（非受容領域）に分けて示すと**図2**のようになります。

例えば患者が、処方された薬を飲み安静にしていれば、その行動は受容領域に入るでしょう。ところが、薬を嫌がって飲まなかったり、安静中なのにベッドをぬけ出して歩き回れば、看護者は困ったり、心配したりします。すなわち、その行動は非受容領域に入ります。

四角形のどこに、受容か非受容かを分ける線を引くかは、当然人によって異なってきます。

患者の行動に対して受け入れられないものが少なく、患者に対して温かい感情や、受け入れる気持ちをもつことが多い看護者もいるでしょう（**図3**）。反対に、患者の行動の多くが受け入れられない

図1　患者がする可能性のあるあらゆる行動

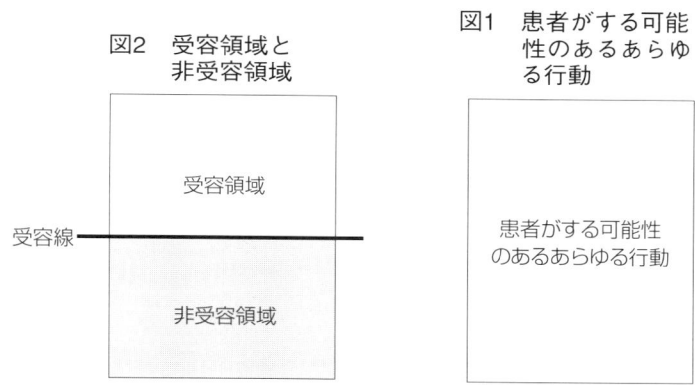

図2　受容領域と非受容領域

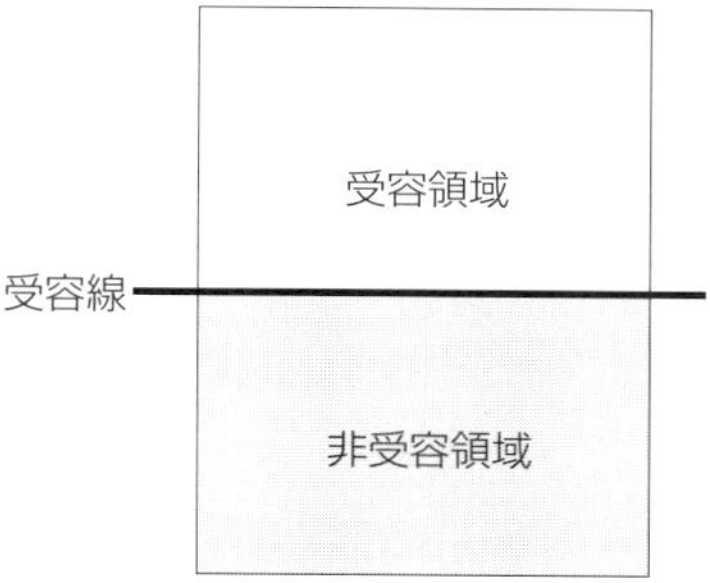

図3　相対的に受容型の看護者

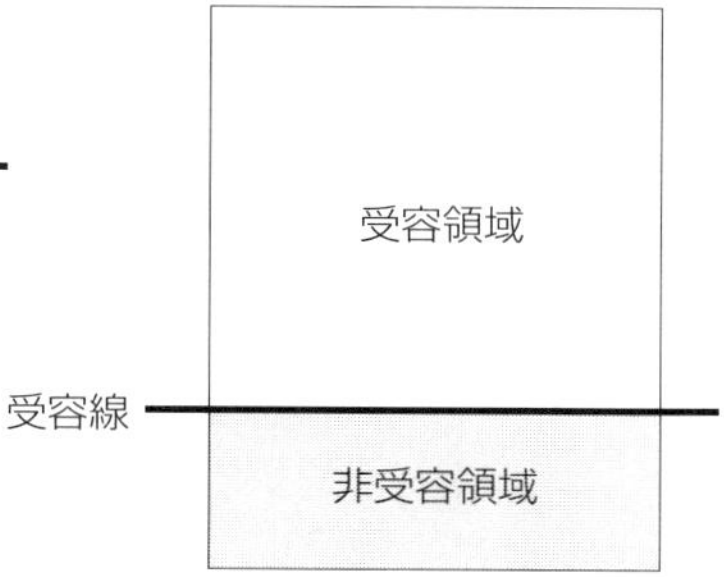

図4　相対的に非受容型の看護者

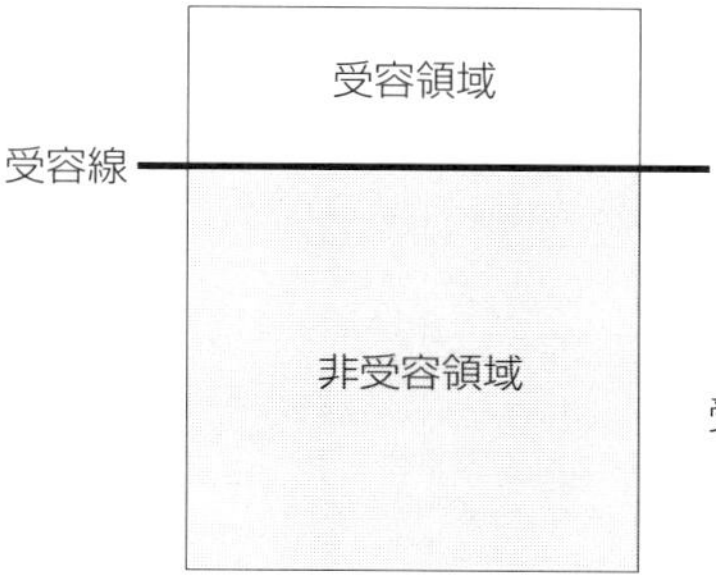

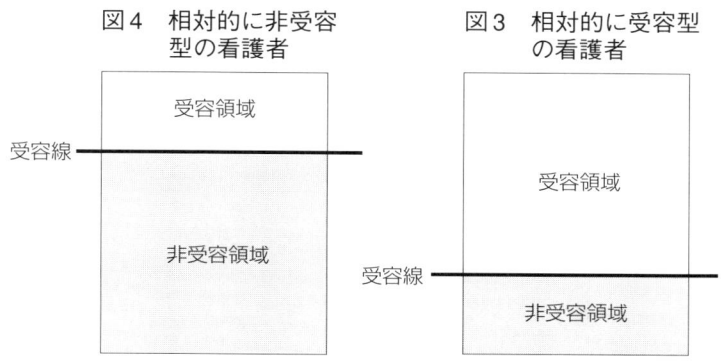

で、患者に対して、厳しく指摘する看護者もあるでしょう（図4）。もちろん、仕事の立場上、患者を甘やかすわけにはいかないと思ってのことなのでしょうが。

看護者の性格と患者の性格の関係

患者に対してどれほど受容的であるかは、その看護者自身がどんな人間であるかに、ある程度関係しています。看護者のなかには、患者に対しても、その他の人に対しても非常に受容的な性格の人がいます。受容的であることが、看護者自身のパーソナリティの特徴なのです。精神が安定していて、許容度が高く、自分自身を好きで、自分の感情が周りに左右されにくい、そんな特徴をもった人に会ったことはありませんか？　そんな人のそばにいると、ホッとした気持ちになって、自由に打ち解けて話ができたり、自分のありのままの姿でいてもよいのだと安心していられることでしょう。

ところが、他人に対して、受容的でない看護者もいます。なぜか患者ばかりでなく周りの人の行動も受け入れられず、何かというと口やかましくて、いかに行動すべきかを口にし、どういう行動がよくて、どういう行動が悪いかという固定観念を非常に強くもっている人です。こういう人のそばでは、何となく居心地が悪くて、自分もこの人にはたぶん受け入れてもらえないのではないか、という気がしてしまうかもしれません。

このように、受容と非受容の領域を分ける線がどこに来るかは、看護者自身の内部にある要因に影響されます。しかし、それとは別に、当然、患者のなかには誰もが受容しにくい人もいます。非常に

図5　患者Aに対して

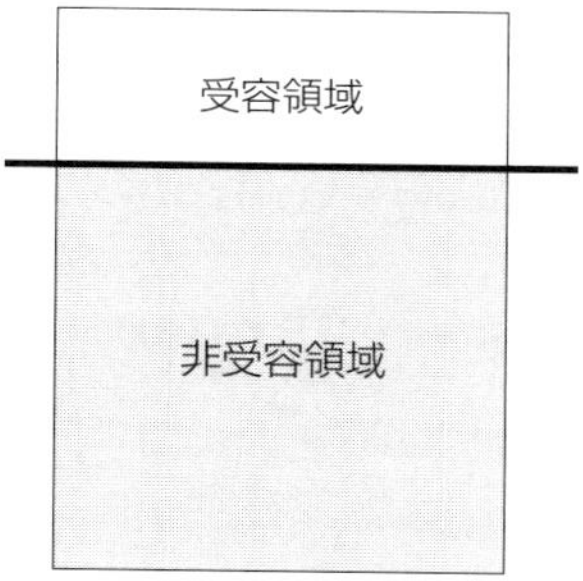

図6　患者Bに対して

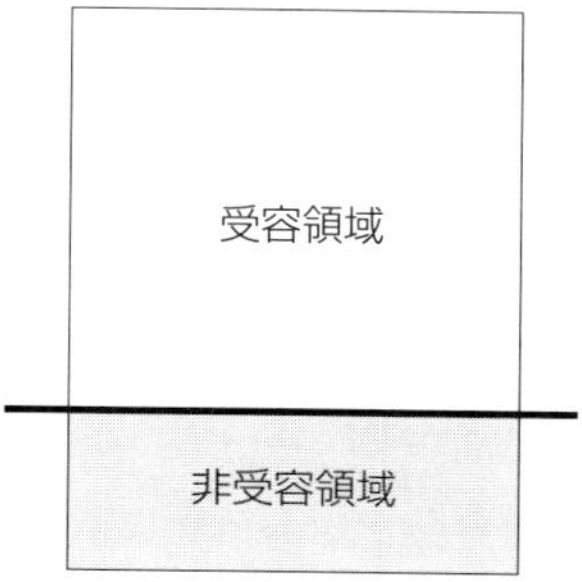

攻撃的であったり、言うことをまったくきかなかったり、わざと看護者を困らせる行動をしたり、黙りこくっていたり、泣きわめいたり、不潔だったり、症状が急変したりする患者は、ほとんどの看護者にとって受容できにくいことでしょう。

　看護者のために書かれた多くの本の中で述べられている「看護者は、患者一人一人に対して、同じ受容の感情をもたなくてはならない」という考え方は、患者一人一人に対して、自分の受容できる気持ちが違うことを経験した多くの看護者に、自分は看護者として不適格ではないかという罪の意識を感じさせてきました。

　一般に、人を受容できるかどうかが、相手によって変わることは自明のことであるのに、患者に対する感情や受容度は、それとは別に考えられなければならないと信じられてきたのです。しかし、実際には、患者に対する看護者の受容は、その患者がどういう人かによって、大きな影響を受けます（図5・6）。

変動する受容領域

男性患者のほうが女性患者より受容しやすいという看護者もいれば、その反対の人もいるでしょう。実習中の看護学生のなかには、「男性の患者さんだったので、何を話してよいかわからなくて困った」と言う声もよく聞かれます。おとなしくて、依頼心が強い患者よりも、積極的で、自分で何でもやろうとする患者のほうが、受容しにくいという看護者もいるでしょう。

「タイミングが悪く、その人のやることなすことが受容できないと感じる患者さんを受けもって、すっかり自信をなくしてしまった」と嘆く学生もいます。このように看護者が患者によってはその人の行動が受容しにくいと感じることはいけないことなのでしょうか。

もうひとつ非常に重要なのは、一人の人のなかで、受容と非受容を分割する受容線は、固定しているわけではなく、上下に動くということです。その時点での看護者の精神状態や、置かれている状況など、多くの要因の影響を受けて受容領域は広がったり狭くなったりします。

元気で、エネルギーにあふれ、自分は健康で幸福だと感じている看護者は、患者の多くの行動を受容しやすくなっています。自分自身についてよい感じをもっているときは、患者のすることがあまり気にかからないで、要求に応じることが多いでしょう（**図7**）。

しかし、看護者が睡眠不足だったり、多忙だったり、体調を崩して、ひどく疲れたと感じているとき、または、自分自身に対して精神的にイライラしているときなどは、患者のすることの一つ一つが

図7　自分自身よい状態

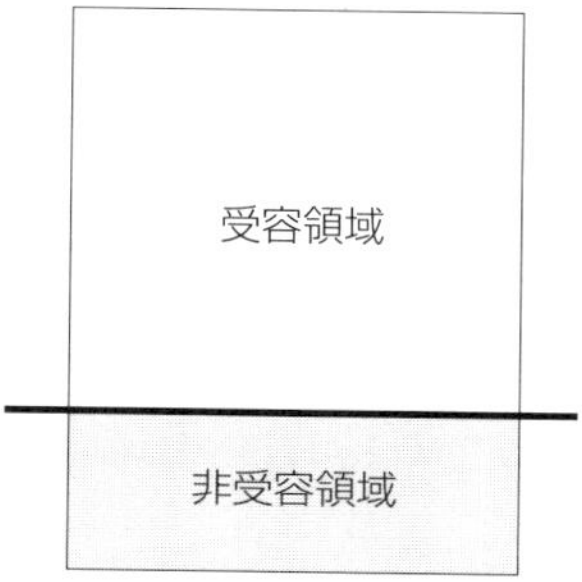

図8　自分自身悪い状態

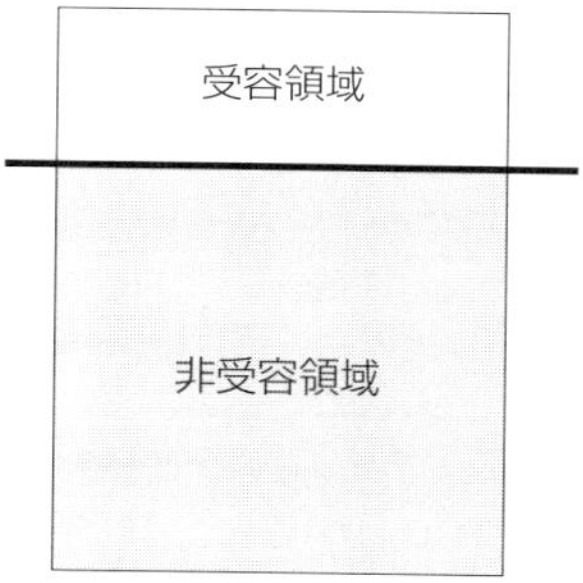

気にさわることもあるでしょう（図8）。

　このように、自分の精神的、身体的状態によって、受容線が動くのは、ほとんどの看護者にとって、さけられないことなのです。そしてあるときと別のときとで、同じ人間なのに違った感情をもつということは当たり前で、誰にでも理解できることです。この変化する自分の心の窓（行動の四角形）を理解すれば、看護者は天使ではなく、結局、変化する気分をもった、ただの人間なのだと理解できます。そして、看護者として一貫しない行動が生み出す罪の重荷を下ろし、患者に対して揺れ動く感情と、うまくつき合うことができるようになっていくのです。

環境によっても変動する受容度

　看護者の態度や行動に動揺をもたらす要因にはもう一つあり、受容度は環境状況によっても変わります。患者の大声に対して、昼間よりも夜間のほうが受容度が低くなることは、誰でも認めることでしょう。また、昨日は何も言わ

図9　Aの状況

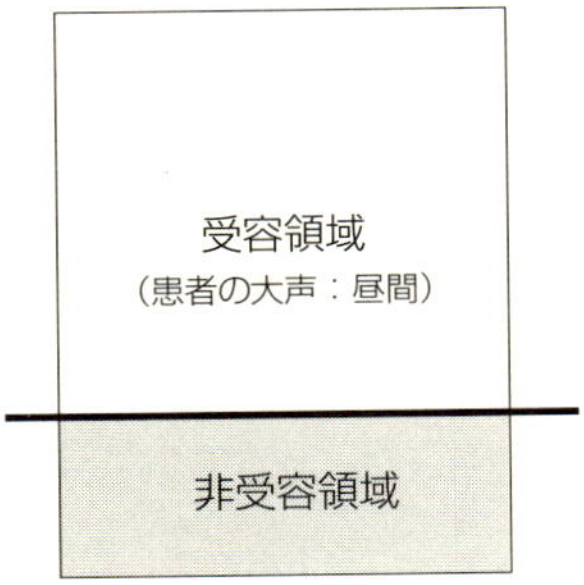

図10　Bの状況

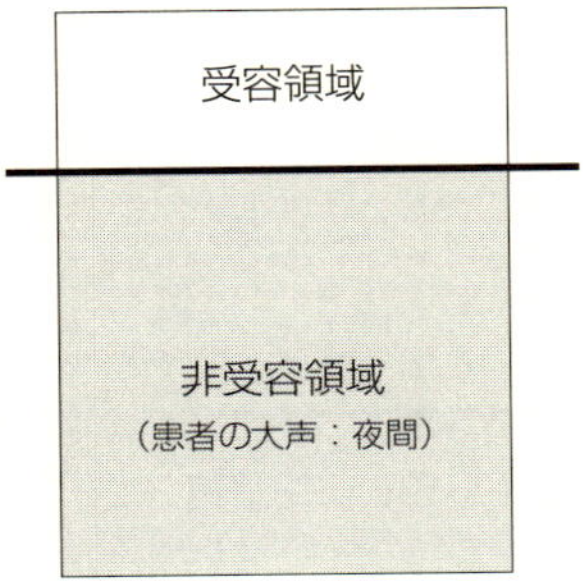

なかったことまで、医師の前では患者に「やめてください」と言いたくなってしまうこともあるのではないでしょうか。患者にしてみれば、なぜ？　と心外な思いをもつかもしれません。この違いは、次の**図9・10**に示す通りです。

看護者は一人ではありませんから、病院内での受容の姿はさらに複雑になります。受容度の高い看護者に「いつでもナースコールのボタンを押してくださいね。すぐ来ますから」と言われて押しても、受けた別の看護者の受容度が低ければ、その患者は「自分でできることで、いちいち呼ばないでください」と言われてしまうかもしれません。

大勢いる一人一人の看護者の心の状態とか、周囲の環境、状況、その患者とうまが合うか否かによって、受容線が上下するのですから、一人の患者に対して、すべての看護者が常に同じ感じ方ができるはずがないのです。お互いの間で一貫性を保とうとすれば、看護者は自分の感情に正直になれなくなります。

「看護者同士あらゆる犠牲を払っても、患者に対して一貫

図11　受容線の変動

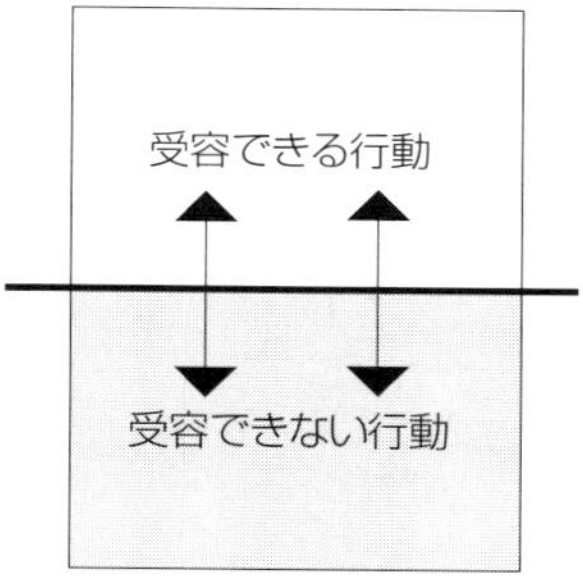

した態度で臨まなければならない」という伝統的な教訓は、状況の違い、患者の違い、看護者一人一人が互いに異なる別の人間であるという事実を無視しているばかりでなく、看護者に、いつも同じ感情をもつ天使のような役を演じさせるという、有害な影響も与えてきたのです。

看護者も一人の人間ですから、誰でも自分の気分、相手、環境という三つの要因に影響されて、患者に対する態度と行動が一貫しないことを絶えず感じることでしょう。したがって、それぞれの看護者の行動の四角形のなかでは、三つの要因の相互作用の結果によって、受容できる行動の領域と、受容できない行動の領域を分割する受容線は、そのときどきで変動するのです（図11）。

自分の感情に正直になること

看護者も人間なのです。自分が患者に対してもつ一貫しない気持ちを、人間だからこそ経験するのです。この事実を認識することで、看護はかなり容易になり、一人の人間として、別の人間である患者と向き合うことがもっと楽にできるはずなのです。

無理して、自分の本当のところ以上に受容領域を広げる必要はありません。「患者のその行動を受容していない」自分がいるということを認識しようではありませんか。

その際大切なのは、あの患者は、「わがままだ」「気配りがない」「消極的だ」と、レッテルを貼るのではなく、患者の行動を一つ一つ事実としてとらえ、それを受容している自分がいるか、非受容と感じている自分がいるか、自分の感情に正直になることです。

これが看護ふれあい学の出発点です。先に述べた行動の四角形（受容の図）は、看護者自身の感情と、それに影響を与える条件を理解するのに役立ちます。

看護者は一人の人間であり、天使ではありません。無条件に患者を受容したり、受容に一貫性をもたせたりする必要もありません。受容していないときに、受容するふりをすべきでもありません。

患者は受容されるほうがうれしいでしょうが、看護者が自分の本当の感情に基づいたはっきりしたメッセージを送れば、看護者の非受容的な感情に対し、建設的に対処できる能力を、人間としてもっているのです。看護者からの正直なメッセージが送られてくれれば、患者は、看護者の感情を憶測する必要がなくなって、かえって対応しやすくなるだけでなく、看護者を、何か親しい関係をもちたくなるような一人の人間として理解するようになることでしょう。

そしてときには、患者自身ができる範囲で看護者を助けようとする対等な価値ある存在として自分を肯定しながら、病と取り組み、老いを生きることを可能にすることでしょう。

問題所有の原則（その1）

図12-1

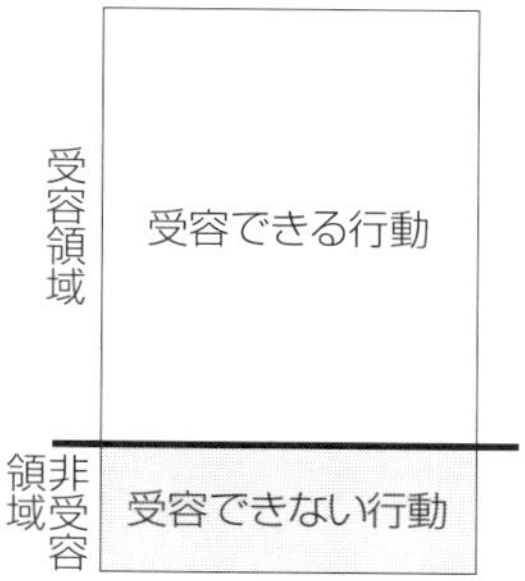

図12-2

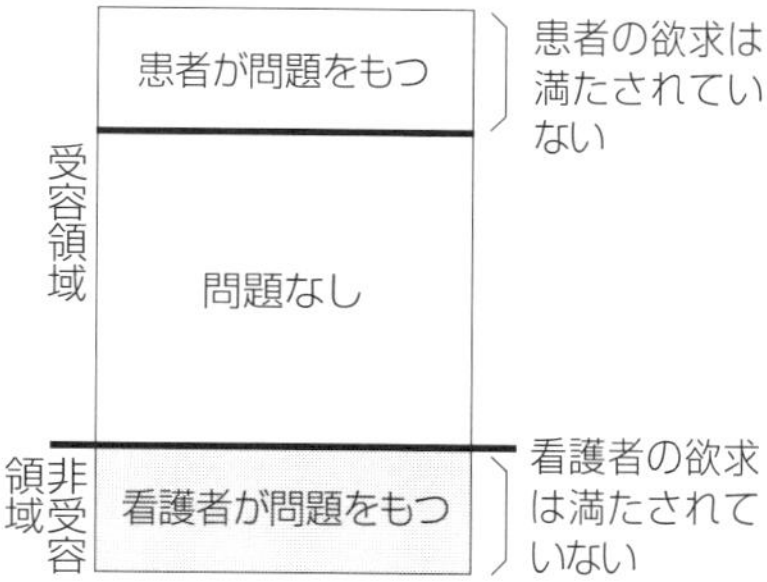

行動の四角形（**図12－1**）は、患者の行動を看護者が受容できるか否かを区別する手がかりとして有効ですが、**図12－2**の四角形のように三つ目の領域がつけ加えられなければなりません。特に看護の現場では、さまざまな問題に直面している患者の行動にどう接するかが重要です。

　患者が「眠れない」「もう治らないのではないか」「誰も来てくれない」「さびしい」「痛い」「つらい」「私は不幸だ」「気が狂いそうだ」「死にたい」「全くひどい先生だ」「家に帰りたい」などと言葉で訴えてくることがあります。言葉ではなく、すねる、ふさぎこむ、神経質に怒る、敏感になる、緊張する、恐れる、心配そうにする、看護者の目を見なくなる、話しかけなくなる、忘れっぽくなる、返事をしない、起きようとしないなどの行動で示すかもしれません。

　このような行動は、**図12－2**の一番上の特別な部分に当たり、患者が問題をもつことを示す行動に分類されます。つまり、患者の欲求が満たされていなくて、不快だったり、欲求不満を感じてイライラしていたり、困ったり、悲しんだりしている状態です。このような状況では、患者が問題を所有していることになります。しかしこれは、看護者の生活とは直接関係のない、患者自身のなかで経験する問題です。

病を得ることは、精神的にも肉体的にもさまざまな苦しみを伴います。その意味では、患者は、問題をかかえた状態に常にいるように考えられがちですが、患者自身のなかで、看護者と心が通い合った、問題なしのときがあるはずです。患者と力を合わせて病に取り組んでいるとき、会話をしているとき、経験を分かち合っているときなど、患者と看護者がお互いに何の問題もない関係でいられるときです。

患者の自己治癒力も高められ、相互に欲求が充足され、生産的な看護が行われる、これが問題なし領域です。このように、受容領域は、「患者が問題をもつ」と「問題なし」の二つに分けられます。

四角形の一番下の部分は、患者の行動が看護者の権利を邪魔したり、看護者の欲求が満たされるのを妨げるため、看護者には受け入れられない行動の入る領域です。例えば、安静時間なのに、ナースステーションにやってきて話しかけ、仕事の邪魔をする、手を伸ばせば取れるところにあるものを取ってほしいと頻回にナースコールをするなどで、看護者は自分のやりたいことができません。このような患者の行動を看護者の感情は受容できない、つまり看護者が問題を所有しています。

このことを整理してみると、次のようになります。

①患者は、欲求が満たされず問題をもっている。しかし、その行動は、看護者の欲求を満たすうえで、具体的な障害にはなっていないので、看護者にとっては問題ではなく、「患者が問題をもつ」。

図13-1

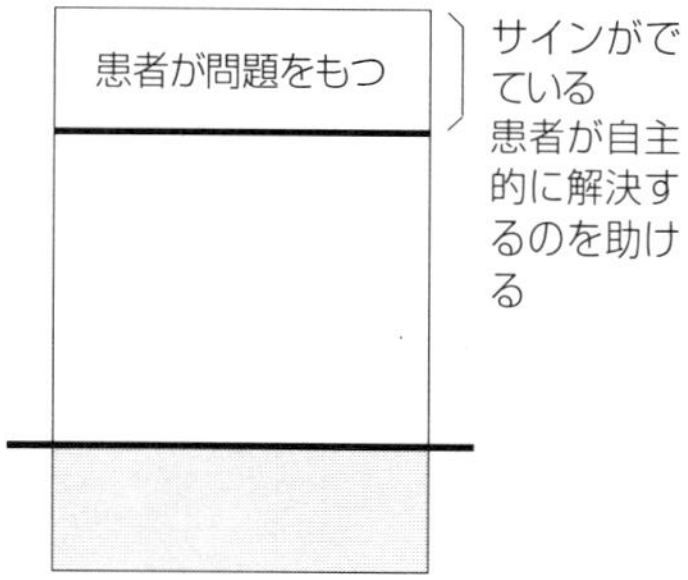
患者が問題をもつ
サインがでている患者が自主的に解決するのを助ける

図13-2

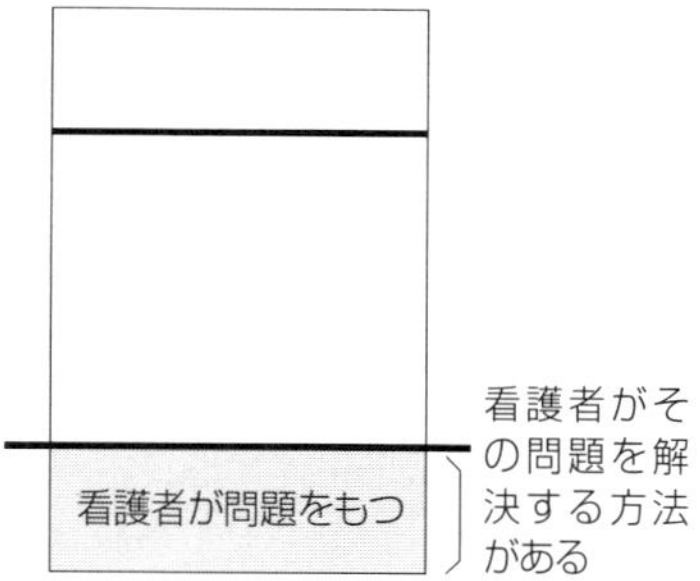
看護者が問題をもつ
看護者がその問題を解決する方法がある

②患者は、自分の欲求を満たしているし、その行動は看護者自身の欲求に反するものではない。したがって「患者と看護者の関係には問題がない」。

③患者は、自分の欲求を満たしている。しかし、その行動は看護者にとって問題である。なぜなら患者の行動が、看護者の欲求の満足をはっきりとした形で邪魔するものだから、今度は「看護者が問題をもつ」。

図12-2に示した行動の四角形に当てはめて、患者との関係の一つ一つを、以上の三つに分類して考えることは、とても重要なことです。誰が問題を所有しているのかを区別することで、それぞれの問題解決に適切な方法をとることができるからです。

看護ふれあい学の目的は、①、③の領域に入る患者の行動に対応する、効果的な方法を使うことで、②の問題なし領域を広げることにあります。一つは①の患者が問題をもつときに、患者自身が、自分で問題を解決できるように看護者が助けるための方法であり（**図13-1**）、もうひとつは、③の看護者が問題をもつときに、その問題を看護者が積極的に解決していくための方法です（図13－2）。

前者は、看護者が問題をもっているときには役に立ちません。後者は患者が問題をもっているときには効果をもちません。したがって、この二つの領域に対応する方法が効力を発揮するためには、患者の行動を的確に判断して、行動の四角形のなかに位置づけることが基本となります。

患者を手助けするときの原則

看護者が、問題解決の責任をとろうとして、それができないと往々にして自分を責めることになるのは、患者が問題をもっているときです。看護ふれあい学では、患者に、自分の問題をもたせておき、自分自身で解決策を見つけ出したり、自主的に対処できるように看護者がかかわる適切な対応を提供しています。このアプローチは、次の要素から構成されています。

①患者は、自分の生活において、あらゆる形のあらゆる種類の問題に出会う。
②すべての人は、自分の問題に対する適切な解決を自分なりに見つける可能性をもっている。
③看護者が患者の問題を肩代りして（または所有して）、適切な解決を提供するすべての責任を負うのは、看護者にとって重荷になるだけでなく、不可能なことである。他人の個人的な問題に対する適切な解決を、常に生み出すことができるような無限の知恵をもつ人はいない。
④看護者が、自分は患者の問題を所有していないことを受け入れることができれば、看護者は「問題

解決の過程を通して患者を助け」「促進者」「手助け役」という、よりよい立場に立つことができる。
⑤患者は、ある種の問題に対してはいわゆる「助け」が必要である。しかし、本人の人生の所有権を侵さない援助は、患者自身に、「自分の問題解決の方法を探し見い出す責任を与える」という新しい手助けの方法なのである（援助の方法）。

しかし、患者の行動が看護者に問題を引き起こすとき（四角形の一番下に位置している行動）は、他の方法をとらなければなりません。今度は、患者の受容できない行動に、何らかの変化を引き起こすのに効果的な方法です。患者が、看護者の権利に干渉するときや、看護者の欲求を妨げる何かをしているとき、看護者は問題を所有しています。

このときは、何とか自分たちに役立つ方法で、しかも患者への配慮もしながら問題解決したいと願うことでしょう。看護ふれあい学では、以下の対応を学びます（図14-2）。

①看護者が、患者のもっている問題を減らすのに効果的な方法（四角形の一番上の領域を小さくさせる）。
②看護者に、患者が看護者に引き起こす問題を減らすのに効果的なまったく別の方法（四角形の一番下の領域を小さくさせる）。
③広がった問題なし領域で、より積極的に看護に役立つ心のふれあいを深める対応。

これらの方法の適用が成功すると、「問題なしの領域」が広がります。患者も看護者も、両方とも問題をもたず、互いに欲求を満たし、支え合うことができ、生活を楽しむことができ、看護に有意義

図14-1　看護ふれあい学講座以前

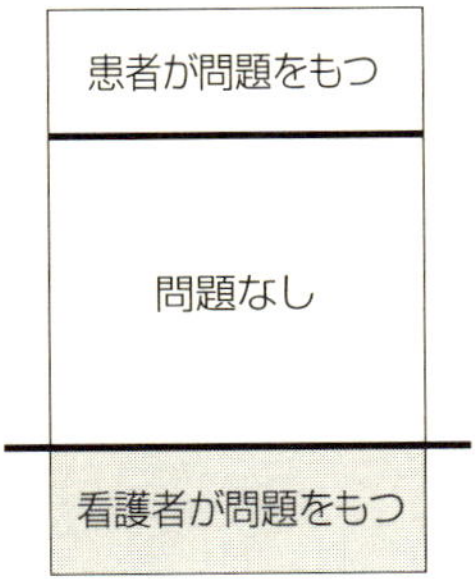

図14-2　看護ふれあい学講座以後

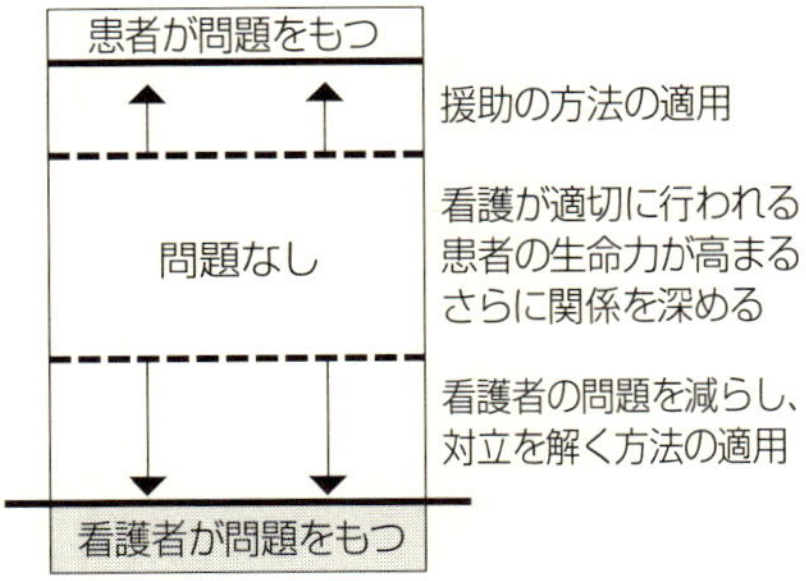

な時間が増えます。

患者も看護者も、「問題なし」状態の重要性

ナイチンゲールは、『看護覚え書』のなかで、

『病気というものを注意して見つめているとき、（中略）その病気につきもので避けられないという一般に考えられている症状や苦痛などが、実はその病気の症状などでは決してなくて、全く別のことから来る症状——すなわち新鮮な空気とか陽光、暖かさ、静かさ、清潔さ、食事の規則正しさと、食事の世話などのうちの、どれかまたは全部が欠けていることから生じる症状であることが非常に多いということなのである。そしてこれは、病院看護においても、家庭看護においても、全く同様によく見られることなのである。

自然が作りだし、それをわれわれは病気と呼んでいるこの回復過程は、こういったことのひとつまたは全部に対する知識の不足かあるいは注意が足りないために妨害されてきて、その結果痛みや苦しみやあるいは過程そのものの中断が起こるのである。（中略）看護とは（中略）こういったことのすべてを、患者の生命力の消耗を最小にするように整えることを意味すべきである。（中略）私が看護であると理解していることが実施できるように、もろもろの調整をはかることそのものを、看護の技術は含んでいるべきなのである』

と述べています。

看護をするにはまさに、行動の四角形でいう「問題なし」の状態に患者を置ける技術をもっている必要が説かれているといえましょう。そして、病気とよばれる回復過程が中断されないようにすることが大切なのです。

看護ふれあい学講座では、患者も看護者も問題なしでいられる状態を作るための、コミュニケーション技術を身につけることができます。

第四章　コミュニケーションをはばむ対応のパターン

患者が心を閉ざす看護者の一二の助けの試み

人間は、悩みや悲しみや苦しみを心にかかえているとき、以下のような何らかのサインを必ず出します。

泣く　食欲がなくなる
無口になる　おしゃべりになる
視線をあわせない　看護者の顔色をうかがう
ツメをかむ　呼んでも返事をしない
顔色が悪い　ふとんにもぐる
ため息をつく　ものに当たる
ものを投げる　看護者に当たる

死にたいと言う　みな死んでしまえばよいと言う
おもらしをする　言われたことをやらない
文句を言う　故郷に帰りたがる

もちろんサインの出し方は、人によってさまざまで、悲しいときにわざとはしゃぐ人もいるかもしれません。相手の年齢、性別、性格によっても、また看護者が、日常患者に接する接し方によっても違ってくるでしょう。心にモヤモヤがあるとき、自分がどんなサインを出しているかについても考えてみながら、アンテナをみがいて患者のサインを受け取れる力をつけておくことは、看護者にとって大変重要です。サインが見つけられれば、問題をかかえた患者が、その悩みを解決したり、取り組むのに適切な手助けをすることができるのですから。

看護ふれあい学では、患者が何かの感情を伝えようとしたり、問題を訴えようとしてきた場合、日常、看護者はどんな言葉で返事をしているかを見直す演習を行っています。実際にやってみたいと思う方は、紙と鉛筆を用意して、次の例題に対して、ふだん自分がどんな言葉で応じているか、そのまま書いてみましょう。

例題

①七歳男子

「いやだー、注射いやだー」

②八歳女子（白血病）

「私はもう治らないの？」

③一二歳男子（ネフローゼ）

「減塩食がまずい。こんなご飯食べたくない」

④三〇代女性（個室に清潔隔離中、重症）

「五月の連休には絶対退院すると思っていたのに、熱は下がらないし、咳は出るし、関節は痛いし、もう嫌になっちゃった」

⑤四〇代男性

「検査がいっぱいで、なにか悪いものなのかなー、もうダメかもしれない。さっき肛門を見せてくださいと言われてドキッとしちゃって」

⑥七〇代女性

「私はあそこの洗面台を使っていない。汚したのは○○さんなのに……」

以上のようなメッセージに対する看護者の対応は、だいたい次の一二の型に分類できます。③の一二歳男子の例で説明してみましょう。

相手を助けようとするとき、私たちはこんな言い方をしていないでしょうか。今書いたあなた自身の反応を見ながら次の一二の型のどれに当てはまっているか考えてみてください。

(1) 命令、指示、指揮

「そんなこと言わないで、ちゃんと食べなさい」

「大声を出さないでがんばりなさい」

こういう言い方は、命令して相手に何をすべきかを教えています。あなたは、相手の判断や能力を信頼していないと伝え、あなたの感情や欲求に従うべきだと伝えているのと同じです。相手の状態に対する非受容を伝えてしまいます。

これらのメッセージは、恨みや怒りを招き、わかってもらえない思いから、抵抗やあなたの意図を試すといった行動を起こさせることが多いのです。

(2) 警告、注意、脅迫

「食べなかったら病気が治らないわよ」

「それならもう食事はあげないからね」

こういう言い方は、相手が何かをしたり、あるいはしないでいると、どんな結果になるかを伝え、恐れさせ、服従させます。これらのメッセージは、命令、指示同様、恨みと敵意を引き起こします。警告や脅迫を受けた人は「どうなっても構わない、私はとにかくこう感じているのよ」という言い方で反発するでしょう。

また相手は、言われた通りの結果が起こるかどうか見るために、してはいけないと注意されたことをあえてやってみることがあります。高齢者を介護しながら手こずらされた経験はありませんか？

(3) 説教、訓戒、義務づけ、世話やき

「病気を治すには、まずくてもがんばって食べなくてはいけません」

「まずいと思うから、よけいまずくなるのよ」

問題をかかえているサインを出している相手にすべきこと、してはいけないことを話しても、ほとんど役に立ちません。

これらのメッセージは、あなたが相手の判断力や価値観を認めていないことを伝え、他人が正しいと言っていることを受け入れるほうがよいと伝えます。その結果、患者や相談相手に自分が悪いと感じさせ、罪悪感をもたせてしまう危険もあります。

(4) 忠告、提案、解決策を与える

「鼻をつまんで食べれば、食べられちゃうよ」

「もう少し楽に食べられるメニューに代えてもらおうか」

　他の人が問題をかかえているときの一般的な対応は、それをどう解決したらよいかを話してあげることです。ところが、こういうメッセージは、相手にあなたへの依頼心を起こさせ、自分で考えることをやめさせてしまうこともあります。

　忠告や提案が暗ににおわす強制する感じや、裏にひそむ優越感に強く反発するか、あるいは逆に、相手は劣等感を抱き「なぜ私はそれを考えなかったのだろうか」と思うかもしれません。忠告が的外れの場合、あなたが、問題を本当には理解していないと相手に感じさせることになります。

（5）論理による説得、議論、教示、講義

「だれでも減塩食はまずくて苦しいものです」

「しばらく、塩分を少なくすることが必要なの。あなたの体のことを考えて、味つけをしているんですよ」

　相手を助けようとすると、つい教えたり、論理で迫ろうとしてしまいますが、相手は講義を強制と見なすことも多く、素早く引き下がってしまいます。あなたの言う「事実」を大幅に割り引いて聞いたり「事実」を無視して「私は構わない」という態度をとることも起きるのです。

（6）審判、批判、反対、非難

「あなたみたいに文句の多い患者さんは見たことありません」

「六年生なんだから、しっかりしなきゃだめじゃないの」

相手の問題を聞くと、私たちはつい否定的な判断や評価をしてしまいがちです。

否定的評価は、同時に非難の仕返しとして返ってきます。

批判されると、人は自分の感情を表に出さなくなってしまいます。誰でも否定的に評価されるのは嫌いですから、自分のもつイメージを守ろうとして防衛的に反応します。たとえあなたの評価が正しいとしても、相手はあなたに怒りと憎しみを抱くことが多いのです。

（7）賞賛、同意、肯定的評価、是認

「あなたなら、まずくてもがんばれるはずよ」

「あなたは良い子だから、大丈夫よね」

私たちは、よく、肯定的判断や評価が人々に問題を乗り越えさせる力になると考えます。賞賛はいつも有益だと一般には信じられていますが、相手が問題をかかえているときは逆に、大変悪い影響をもたらすことが多いのです。相手が自分自身に対してもっているイメージに合わない肯定的評価は、むしろ憎しみを呼び起こすこともあります（「私の髪はこんなにからみついてひどいもの。とかしにくいって言ってるでしょ！」などのように）。

また、しょっちゅう賞賛ばかりしていると、賞賛しないときは非難しているのだと解釈されるかもしれません。他の人がほめられると、あの人と比べて自分はそれほどよいわけではないと否定的評価を受け取ることもあります。ですから相手が問題をかかえたときの賞賛は、認められたいという競争を起こさせたり、あなたが相手を思い通りに動かすために影響を与えようとする巧妙な手段だと感じられてしまうこともよくあります。

また賞賛は、相手が問題をかかえているときは、面と向かって言われると、人をまごつかせることがあります。悩みをかかえた人をほめるとき、あなたは相手がほめ言葉によりかかり、あなたに認められないと動けないようにしてしまう危険を冒していることを心にとめて、小児、高齢者看護にあたる必要があるでしょう。

（８）悪口を言う、バカにする、侮辱する

「男の子のくせに、だらしがないわね」

「まったく甘ったれなんだから」

こういう対応は、相手に、自分はバカで悪くてダメだという気持ちを起こさせます。これらのメッセージは、相手が自分に対してもっているイメージを大いに傷つけます。このようなメッセージに対する態度は、たいてい口答えです。

悪口を言うと相手を防衛的にしてしまうので、言い訳やけんかになることが多く、相手は自分を見つめ直すことができません。

（9）解釈、分析、診断

「あなたはそうやって、皆の注意を引こうとしているのね」

「お母さんが来ないから嫌になっちゃったんでしょう」

これらの対応は、相手の動機やなぜそういう言動をとるのかをあなたが分析し、あなたが相手を判断したことを伝えます。こういうメッセージは、相手を脅かしもします。

分析が正しい場合は「正体があばかれた」感じがしてまごつくでしょうし、分析が間違っていれば（そのほうが多いのですが）相手は見当違いの判断をされて怒ってしまうでしょう。

分析や診断をすると、自分のほうが相手よりも優れていると感じているように相手に伝わってしまい、相手に反発を起こさせます。こういうメッセージは、もっと話したいという気持ちを相手から奪ってしまい、あなたと一緒に気持ちを分かちあうのはやめようと思わせてしまいます。

（10）激励、同情、なぐさめ、支持

「こんなまずいの食べたくないよね、可愛そうに」

「大丈夫。じきに美味しい食事になりますから」

相手の気分をよくしようとして、いやな感情を忘れるように言ったり、困難を過小評価したり、問題の深刻さを否定したりすることがよくあります。これらのメッセージは魅力的ですが、私たちが考えるほど役に立ちません。相手が悩んでいるとき、大丈夫だと激励するのは、あなたが相手の悩みを理解していないと伝えるだけかもしれません。

私たちがよく人に「大丈夫よ」と言うのは、相手の強い感情を聞くのがつらくて、もっと聞かされるのを避けようとするからです。このようなメッセージは、相手がそう感じるのをやめてもらいたいというあなたの希望を伝えることになります。

北海道教育大学人間科学教室が、阪神大震災の被害を受けた子どもたちを心理的に支援するために、危機介入ハンドブックを作成していますが、災害による子どもたちのトラウマ（心的外傷＝心に強いストレスを与えるような体験）への対応として、次のような注意を呼びかけています。

「多くの場合、子どもたちは、家族や愛する人々の幸福や安全について心配します。そんなとき大人は、安心させようと焦り、子どもたちの話を聞く前に『大丈夫だから安心して』と答えたり『もっと大変な人もいるんだから』と安直に励ましたりしがちです。

これらの対応は、子どもたちが自分の感じている率直な感情に『こんなことを感じることはいけないことなんだ』という罪悪感や恥ずかしい思いをもたせてしまう危険性をはらんでいるので、注意しましょう」

このように激励の中から彼らを変えようとする巧妙な間接的な意図を、患者や子どもたちはたやすく読み取り、傷つき、心を閉ざしてしまうのです。

（11）探る、質問、尋問

「どうしたの？　何かあったの？」

「食事をしないで、あなたはどうするつもりなの」

これらの対応は、あなたが相手の問題を解決するために、理由や動機、原因、情報などを得ようと努力しているのです。けれども質問は、あなたの不信や疑惑を伝えることが多く、相手を「やっつける」ためだと思われることもあります。

相手は質問されると、脅かされた感じをもつことが多いのです。特になぜ質問されるのか理解できないときはなおさらです。

あなたに問題を打ち明けてきた人に対して質問で応じると、その人自身が、自分で解決するのを手伝おうとしているのではなく、あなたがその人のために問題解決してあげようとして、データを集めているのだと感じます。

また、問題について話している人に質問をすると、一つ一つの質問が話したいことを話す自由を、その人から奪ってしまいます。つまり、私の聞きたいことを話しなさいと言っていることになり、相手に次に言うべきメッセージを指定することになります。

（12）逃避、ごまかす、笑いにまぎらす

「楽しいことを想像しながら食べよう」

「あなたったら、ひどい顔しちゃって」

　これらのメッセージには、あなた自身がその問題から逃避したいという気持ちと、冗談にまぎらせたり、注意をそらせたりして相手をその問題から引き離したいという願いが込められています。このようなメッセージは、あなたが相手の気持ちを尊重せず、ときには、相手を拒否しているという意味を伝えることがあります。

　何かを話したいという欲求があるとき、相手は真剣で熱心です。あなたがからかうと、相手は傷つけられ、拒否され軽んじられたように感じます。注意を他へそらせたり、気持ちを変えさせたりするのは、そのときは成功したように見えますが、悩んでいるその気持ちが消えてなくなるわけではありません。後でまた出てくることが多いのです。


　以上のような「おきまりの対応一二の型」を言葉にしている側は、もちろん、相手をイライラさせたり、かえって問題をかかえさせたりするつもりはまったくないことでしょう。むしろ、善意で、その人のためと思って口にしていることのほうが多いはずです。しかし、これらの助けの試みは、相手が問題をかかえているときには、残念ながら「自分の苦しみや悩みを理解してくれて、見守ってくれている。だからここで自分ががんばらねば」という気持ちを引き起こすことはできません。逆に患者はイライラして、話をしたくなくなるのです。

問題をかかえた患者に、あなたが助けの手を差しのべようとするとき、なぐさめたり忠告したり、質問したり、元気づけたりして問題解決を助けたいという誘惑にかられるかもしれません。

看護者として、今までにも同じ問題を解決してきた経験もあるし、仕事上今相手が悩んでいる問題を自分で解決してあげたい、あるいはしてあげなくてはいけないと考えるでしょう。あるいは、相手が困っていたり、イライラしているのを見るのがつらいので（特に子どもの場合）、早くその問題から抜け出せるように助けてあげたいと思うものです。

こういう助け方は、相手を思ってのよい意図から出ているかもしれませんが、意図に反して、問題をもつ人からのコミュニケーションの流れを妨げてしまい、むしろコミュニケーションをはばむ障害となってしまいます。

そのうえ、人が困ったり、悩んだりしているとき、代わってその問題を解決してあげることは、本人の自立を促すことにはなりません。したがって、患者が自ら病や苦痛を引き受け、自分の状況を認めながら、積極的に生きようとする、治ろうとする意欲を促す看護の目的が、果たせないことになってしまいます。そして、こんなに心配して言っているのにと、看護する側は思いながら、患者から反発されることが少なくないのです。そうなってしまっては、看護する側と、される側の協力体制は作れません。

しかし、これら一二の対応のしかたが、いつもコミュニケーションをはばむといっているわけではありません。二人の関係が「問題なし領域」にある時は、こういう対応のしかたのいくつかは、破壊的でなく役に立ち効果的であることもあります。

確かに、情報の不足や間違った認識に基づく不安や恐れに対して、事実を伝えることは大変重要です。しかしながら、どんなに適切な忠告でも、相手がそれを聞ける心の状態かどうかを見極め、「問題なし」の状態にしてからでなければ相手は聞く耳をもてないでしょう。相手が問題をもっているときは、心の中は心配や恐れによるモヤモヤで一杯なのですから。

悩みや不安を軽くする「受動的な聞き方」

それでは、「おきまりの対応一二の型」を使わずに、患者や身近な人の悩みや不安、苦しみを少しでも軽くする手助けは、どうすればできるでしょう。

相手が問題をかかえているという（言語または非言語の）サインを送ってきたとき、相手の高ぶった感情がおさまるように手助けする効果的な方法の一つは、受動的な聞き方による対応です。これは看護者が、患者を受け入れ、関心をもっていることを示し、相手に自分の気持ちを話しやすくします。

受動的な聞き方による対応とは、次のようなものです。
①そばにいる……これは、相手が問題をもっているのがわかったとき、物理的にその人のそばにいるということです。同じ部屋にいて他の仕事を始めたりせずに、患者と向き合っていることで、あなたが相手を大切に聞こうとしていると感じさせることができます。

②患者の言うことを黙って聞く……相手が問題をかかえているサインを出しているとき、あなたが黙って聞くことができれば、それだけで相手にとっては大きな助けとも励ましともなります。特に患者が問題を話し始めたときや悲しみ、恐れ、絶望などの深い感情を味わっているときに有効です。
③あいづちをうつ……「そう」「まあ」「なるほど」「本当に」など、あなたが注意を払っていることを示す短い表現です。話を聞く過程で大切な言葉で、ある程度まであなたの受容と共感を伝えます。
④もっと話すように促す……「どういうことかしら」「もっと聞きたいわ」「よかったら話してみませんか」「私に何かできるかしら」など、相手にもっと話し、考えや思いや感情を伝えるように呼びかけます。あなたの受容を表し、助けたいと思っていることを伝えます。

このような受動的な聞き方は、押しつけるところがないので、患者が自分の気持ちを話しやすくなることはいうまでもありません。相手に受け入れられたと感じさせ、コミュニケーションを継続させる効果があります。しかしこの対応は、次のような限界もあります。
①聞く側（看護する側）の言葉が少ないので、相手は物足りなさを感じる。
②本当に理解してくれたかどうか相手にわかりにくい。
③相手の言ったことを、聞く側がどのように受けとっているのかよくわからない。
④聞く側（看護する側）と患者が、親密に十分わかり合える力はない。

この限界のない効果的な聞き方が、能動的な聞き方です。受動的な聞き方が、相手に話をするように誘うだけの受け身のものであるのに対して、能動的な聞き方は、積極的に相手に働きかけ、話をしやすくしていきます。

能動的な聞き方については、次の章でふれます。

第五章　能動的な聞き方

ここで、能動的な聞き方について述べる前に、コミュニケーションの過程について説明しましょう。

コミュニケーションの難しさ

患者が、看護者に何かを伝えようと思う場合は、患者の内部に何かが起こっています。「何かがほしい」「不快な気分だ」「何かある特別な感情をもっている」「心配だ」「何かに怒っている」など、何らかの不均衡状態にあります。そこで、その不均衡状態を均衡状態にもどすために、患者は話をしようと決心します。

例えば、子どもの患者Aくんが、注射が怖いとしましょう（**図1－1**）。恐れ（不均衡状態）を取り除くために、Aくんは注射をやめてもらえそうな内容を伝達しようとします。しかし、Aくんは、実際に自分の内部で起こっていること（恐れ）を伝達できるわけではありません。恐れという感情は、「有機体内部」の複雑な生理的プロセスですから、そのままでは伝わりません。そこで自分の恐れを他人に伝えるには、「自分は注射が怖い」と感じているということを相手にわかってもらえるような「記号（言葉または態度によるサインの表現）」を選択しなければならないのです（図1－2）。この選択のプロセスは、「記号化」と呼ばれています。

ここで、Aくんが「どうしても注射しなきゃダメ?」という記号を選んだとしましょう（図1－3）。この記号の組み合わせは、受け手（看護者）が、それを受け取る雰囲気のもとで伝達されます。看護者は、その記号に託されたメッセージを受け取り、解読して、この意味（患者の内部に、何が起こっているか）を理解します（図1－4）。

しかし、その解読が正しいかどうかは送り手にしかわかりません。受け手は、こんなふうに解読しましたと、送り手に投げ返してはじめて、解読が正しいかどうかがわかります。これを、「能動的な聞き方のフィードバック」といいます。

受け手が「注射を怖がっている」と解読し、「注射が怖いのね」と患者に向かってフィードバックした場合（図1－5）、「うん、そう」と確認の返事をし、コミュニケーションが先に進みます。もし間違っていた場合は、「そうではない」と言って、もっと読み取りやすい記号を送り直すことで、コミュニケーションを先に進めることができます。もしAくんが、注射が怖いのではなくて、注射をするとお風呂に入れなくなるのがいやだった場合には、「ううん、そうじゃない」と、解読が誤解であることを伝えることでしょう。

Aくん「そうじゃないよ。今日はお風呂に入って、髪の毛を洗いたいと思っているから」

図1　コミュニケーションの図式

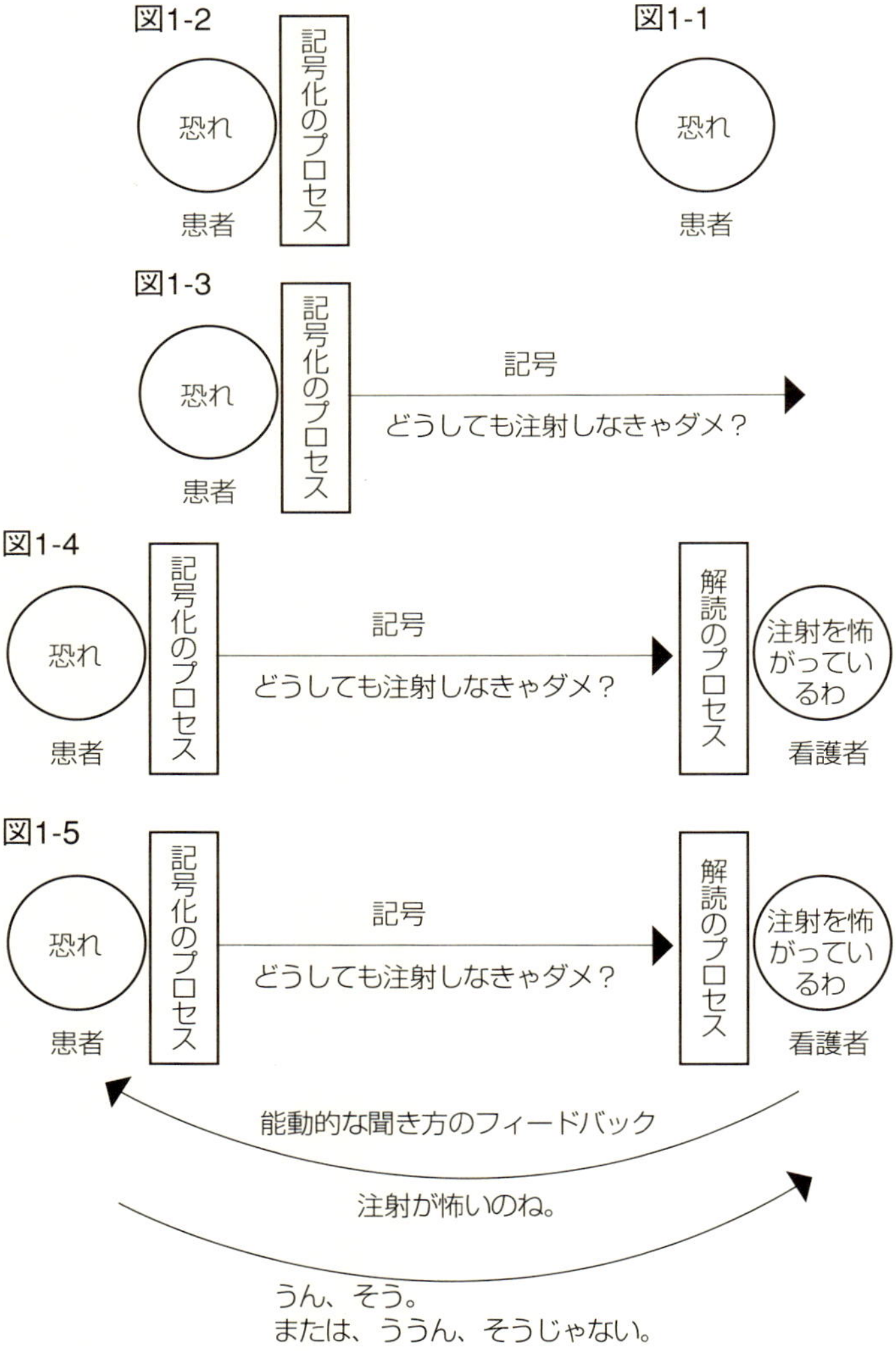
図1-2
恐れ
患者
記号化のプロセス
図1-1
恐れ
患者
図1-3
恐れ
患者
記号化のプロセス
記号
どうしても注射しなきゃダメ？
図1-4
恐れ
患者
記号化のプロセス
記号
どうしても注射しなきゃダメ？
解読のプロセス
注射を怖がっているわ
看護者
図1-5
恐れ
患者
記号化のプロセス
記号
どうしても注射しなきゃダメ？
解読のプロセス
注射を怖がっているわ
看護者
能動的な聞き方のフィードバック
注射が怖いのね。
うん、そう。
または、ううん、そうじゃない。

看護者「そうなの。この注射すると、お風呂に入れなくなってしまうから、嫌なのね」
Aくん「うん、そう」

このように、この記号を看護者が正しく解読したかどうかは、言葉にしてみなければわかりません。人は、直接お互いの心のうちが見えないのですから。ここにコミュニケーションの難しさがあります。

能動的に聞くことの大切さ

実際にあった例を見てみましょう。
手術後一〇日ぐらいの女性の患者、Bさんが、午後一一時頃、ナースステーションに来られました。何となく落ち着かない様子がうかがえました。

Bさん「看護師さん、眠れないんです」

このとき**図2**に示すように、看護師には、患者の気持ちを知る手がかりは、「眠れないんです」という記号しかありません。
もし「早く眠りたいと思っている」と解読したとしても、それを能動的な聞き方でフィードバック

図2　能動的な聞き方でフィードバックした例

図2-1

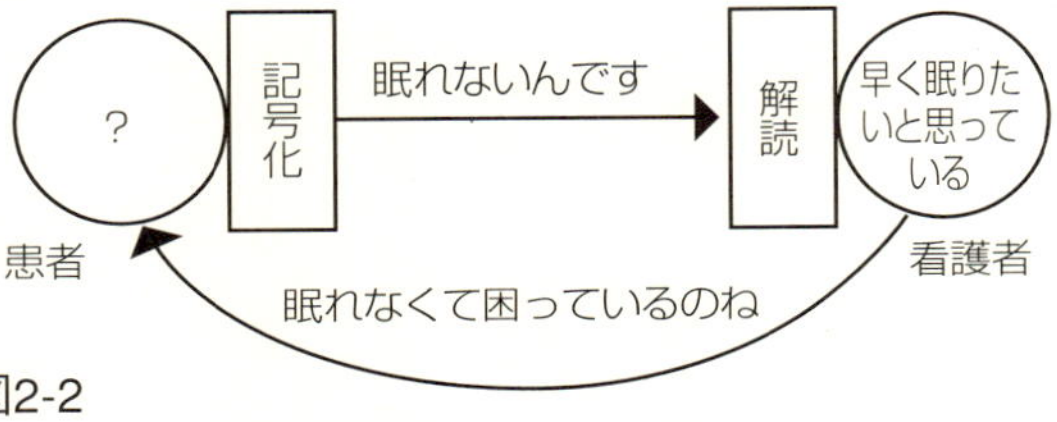
?
患者
記号化
眠れないんです
解読
早く眠りたいと思っている
看護者
眠れなくて困っているのね

図2-2

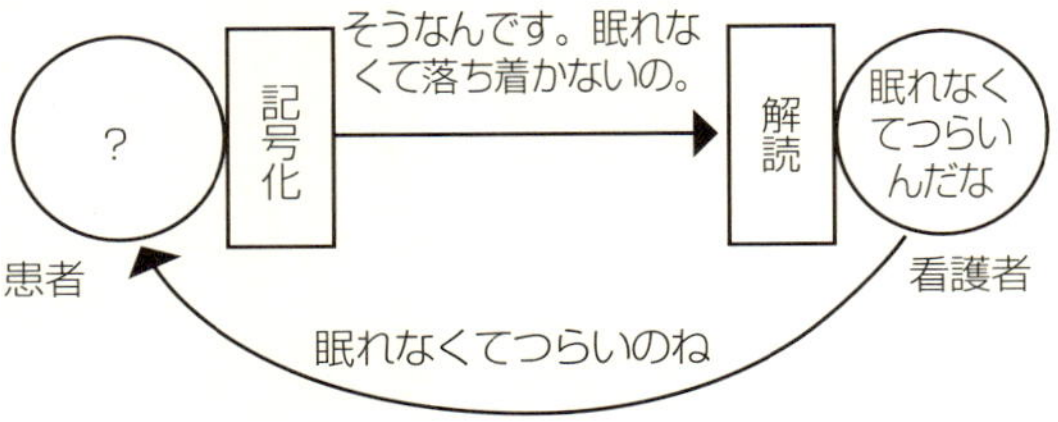
?
患者
記号化
そうなんです。眠れなくて落ち着かないの。
解読
眠れなくてつらいんだな
看護者
眠れなくてつらいのね

図2-3

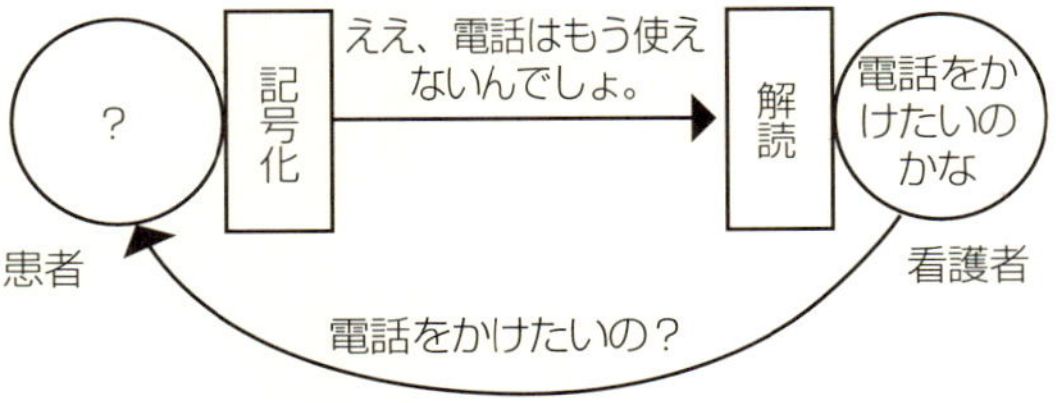
?
患者
記号化
ええ、電話はもう使えないんでしょ。
解読
電話をかけたいのかな
看護者
電話をかけたいの？

図2-4

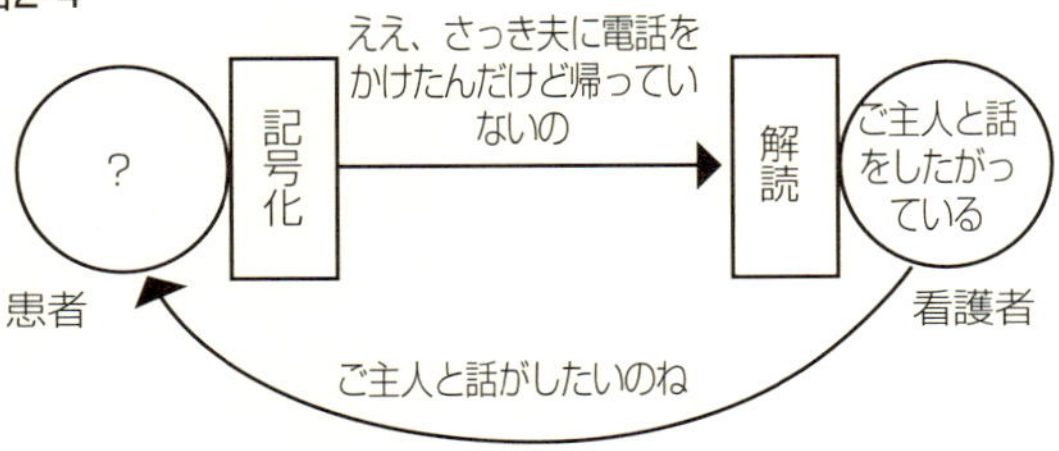
?
患者
記号化
ええ、さっき夫に電話をかけたんだけど帰っていないの
解読
ご主人と話をしたがっている
看護者
ご主人と話がしたいのね

図2-5

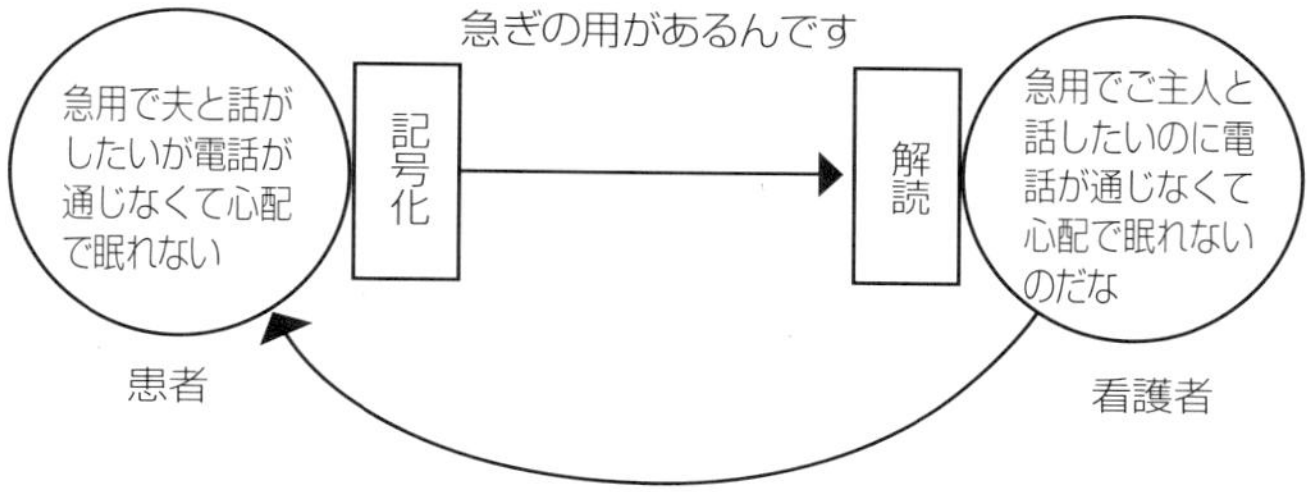
急ぎの用があるんです
急用で夫と話がしたいが電話が通じなくて心配で眠れない
記号化
解読
急用でご主人と話したいのに電話が通じなくて心配で眠れないのだな
患者
看護者

しなければ、看護師がどう理解したか患者のほうにはわからないのです。よく、こういう場合、「早く眠りたいと思っているのだな」と自分は解読したことを患者に伝えずに、「睡眠剤でも出してもらいましょうか。当直の医師に伝えましょう」と素早く提案して、解決してあげようとしていないでしょうか。患者はそれ以上言えなくなり、しかたなく睡眠剤をもらって病室にもどるということが起きがちです。

　このとき、これを聞いた看護師は、眠れなくて困っているのだなと解読し、それを能動的な聞き方でフィードバックしました。

看護師「眠れなくて困っているのね」

Bさん「そうなんです。眠れなくて落ち着かないの」

看護師「眠れなくてつらいのね」（図2－2）

するとBさんは、「ええ……。電話はもう使えないんでしょ」

看護師は（図2－3）のように解読し、「電話をかけたいの？」と聞くと、

Bさん「ええ、さっき夫に電話をかけたんだけど、帰ってないの」

看護師「ご主人と話をしたいのね」（図2－4）

Bさん「急ぎの用があるんです」

ここではじめて、看護師は、Bさんの心の中の思いを正確に解読することができたのです（図2-5）。

看護師「それなら一階の玄関の公衆電話なら使えますよ」
Bさん「あらそう。かけに行ってもいいかしら」
看護師「いいですよ」
と言うと、Bさんは、
Bさん「ありがとう」
と電話をしに行き、しばらくしてもどって来られて、
Bさん「助かったわ。電話が通じてほっとして、これで眠れそう」
とうれしそうでした。
看護師「おやすみなさい」

この看護師は次のような感想を述べています。
「なんとBさんの不眠の原因は『夫に電話をしたい』ことだったのです。Bさんの気持ちを聞くことで必要のない薬を出すことを避けることができ、またBさんも安心して眠ることができました。あら

ためて、能動的に聞くことの大切さを感じました」（機関紙「おやぎょう」五二号〈一九九三年〉掲載事例を図示）。

相手の言うことを積極的にくみ取るために

「患者の気持ちを理解する」と、口では言っていても、受け手の勝手な理解で記号の解読が間違っていたのではなんにもなりません。患者の気持ちを正確にとらえ、適切な看護を行うためには、自分の理解が正しいかどうか確認し、間違った理解をしないようにする必要があります。

看護ふれあい学がすすめる「能動的な聞き方」は、受け手が自分の解読した結果を「フィードバック」として言葉に表すことにほかなりません。送り手に、「これはあなたが感じていることだと思うのだが、私は正しいか、それとも間違っているか」と確認しているのです。

例えば、

①患者「人は死んだらどうなるの？」
看護者「死んだ人のことを考えて、その人たちがどうなるのか知りたいのね」（能動的な聞き方）
患者「そうだよ。その人たちとは、二度と会えなくなるんでしょう」

②患者「おばけのいっぱいいる暗い部屋で寝たくないよ」
看護者「暗くすると、怖くて眠れないのね」（能動的な聞き方）

患者「うん。小さい電気をつけておいてほしいんだけど」

③患者「傷口からこんなにたくさん血が出てる！」
看護者「血が止まらないのではないかと心配なんですね」（能動的な聞き方）
患者「ええ。血が全部なくなってしまいそうで怖いんです」

このように、受け手の解読が正しい場合は、送り手は「そうだよ」「うん」「ええ」というように、フィードバックの正確さを確認する何かを言い、コミュニケーションを先に進めることができます。

③の例で、受け手のナースが間違って、「ひどく痛むのですね」と解読した場合は、送り手は「いいえ、そんなに痛みません」とか「ただ怖かっただけです」というようなメッセージを送って訂正することでしょう。能動的な聞き方によって、受け手のほうも自分が送り手のメッセージを正確に解読したかどうかを確かめることができます。

人は相手の話を聞く場合、自分の判断を重ねて聞いてしまいがちです。コミュニケーションにずれが起こりやすいのは、伝言ゲームなどで誰でも一度は体験したことがあるでしょう。このような事実と判断のずれをなくすためにも、看護の現場では、能動的な聞き方でフィードバックして解読の正確さを確かめることが大変重要でしょう。

臓器移植の同意をいったん取り消したのに、医療者側に聞き入れてもらえず、十分な手当てをされないまま、臓器を取り出されてしまったと、家族が訴訟に踏み切ったというニュース（毎日新聞、一九九八年三月一一日、朝刊）などを聞くと、患者や家族の思いを確認するフィードバックの作業が、どれほど十分に行われなければならないかを痛感します。

「能動的な聞き方」の能動的というのは、受け身でなく、積極的に相手の言わんとするところをくみ取って聞くという態度で、共感的理解を示すことです。

心のキャッチボール

それでは実際にどうやって聞いたらよいのでしょうか。

能動的な聞き方は簡単にいうと、白いボールを患者が投げてきたら、看護者が、その白いボールを受け取って返す、心のキャッチボールをしましょうということです。

悩みや問題の白いボールが患者から投げられたとき、それに対する看護者の意見や、判断の赤いボール（おきまりの対応一二の型）を投げ返すのではありません。赤いボールを投げ返せば、相手もまた、違う色のボールを投げ返してくるでしょう。よく、売り言葉に買い言葉になってしまうのは、お互いに「私の言うことを聞いて」と、色の違うボールの投げ合いをしてしまっているからなのです。

患者から白いボールが投げられたときに、看護者がその白いボールを受け止めて返す能動的な聞き方には、三つの可能性があります。

（Ⅰ）患者の言うことをくり返す。
（Ⅱ）患者の言うことを自分の言葉で言いかえる。
（Ⅲ）その言葉を口にした患者の気持ちをくむ。

例えば、先ほどの「こんなにたくさん血が出てる！」と患者が口にした場合に、看護者が返す三通りの白いボールは、次のようになります。

（Ⅰ）「たくさん血が出ているのね」（くり返す）
（Ⅱ）「血が止まらないんですね」（言いかえる）
（Ⅲ）「心配なんですね」（気持ちをくむ）

この三つのどの対応も、能動的な聞き方ですが、（Ⅲ）の気持ちをくむ対応で、患者の本当の気持ちに、共感的理解を示すことができるでしょう。

「共感」ということは、自分を他人の立場に置いてみて、その人の個人的な意味の世界——その人が、その人自身の現実をどう把握し、物事をどう感じ取っているか——を理解する能力のことです。

能動的な聞き方は、その共感を示すものであり、共感され理解されていると感じる環境に置かれた患者の精神的健康と、人格の成長にプラスに働きます。

看護の現場では、言葉によらないサインや、口にされた言葉のサインの後ろにある患者の本当の思いを読み取り、適切に対応することが要求されます。患者の気持ちをくむ能動的な聞き方で共感的に理解し、言葉あるいは行動でフィードバックする必要があるからです。

言葉にならない患者の思いにも対応できることで、少しずつ心のモヤモヤが晴れた患者からの言葉が引き出され、より正確な理解が促されることでしょう。それが効果的な治療や看護につながることはいうまでもありません。

第六章　心の声を引き出す能動的な聞き方の効果

能動的な聞き方の一〇の効果

看護者が能動的な聞き方を学ぶことによって、次のような効果が、患者と看護者の双方に見られます。

(1) 感情を発散させる

人の感情は、抑圧したり、忘れたりすることによって取り除くことができると考えられがちですが、実際には、厄介な感情は率直に表現されると消えてしまうことが多いのです。看護者が能動的な聞き方をすることによって、患者が、自分の本当の気持ちを表現する手助けができます。激しい感情をぶつけられても恐れることはありません。幸いなことに、否定的な感情は長続きせず、一過性なのです。

(2) 感情が親しみやすくなる

どんな感情であれ、親しみやすく感じることは、悪いことではありません。看護ふれあい学講座では「感情は親しみやすいものである」と実感できる学習を通して、感情は悪いものではないということを看護者が受け入れられるようにします。

能動的な聞き方で、看護者が患者の感情を受け入れられるようになると、そのことが、患者自身が自分の感情を受け入れる手助けになります。

（3）愛という深い気持ち

他人が自分の話を聞いてくれて、理解してくれるということは嬉しいものです。送り手は、必ず聞き手に対していい気持ちをもちます。特に看護者に対して、患者はそう思うでしょう。同時に、聞き手もまた、送り手に対して親近感をもちはじめます。患者の話を共感的に聞くことによって、看護者はその人を理解し、その人らしさを知ることができるからです。聞き手は、その人の身に自分を置くことによって、瞬間的にその人自身になるのです。

「私は今、現在あるがままのあなたを見ています」
「あなたの立場を理解しています」
「あなたを変えようとするつもりはまったくありません」
「あなたのことを心にかけています」

このように、人の話を聞くことで相手をそのまま受容する、愛の気持ちが生まれてきます。

(4) 患者は看護者の話を聞きはじめる

誰でも自分の意見をよく聞いてくれる人の話は、聞こうとするでしょう。患者は、看護者が最初に自分のことをよく聞いてくれれば、その看護者の言うことに耳を傾けやすくなります。患者が看護者の話を聞かないのは、看護者自身が、よい聞き手ではないからということもあるかもしれません。

(5) 患者が自分の人生に責任をもつようになる

人は、問題を徹底的に話すことによって、その問題をよくよく考えるようになります。能動的な聞き方は、患者が話しやすくするための効果的な対応であり、患者自身が、自分の問題を解決する手助けをします。能動的な聞き方を心がけることによって、看護者は、患者の悩みや思いを映す鏡のような存在になることができます。患者にとって、看護者が白いボールを返すことは、自分の投げた白いボールをもう一度よく眺めることができるということなのです。

看護者を鏡として、患者が自分の悩みや感情を映し、自分でその悩みの処理のしかたを考えられるようになるというのが、能動的な聞き方の効果の一つです。

看護者から返ってきた自分の白いボールを見つめながら、自分なりの判断、考え、結論を出す余地が、患者の側に残ります。看護者の忠告や提案や指示、激励は、患者に自信を失わせてしまいます。看護者が能動的に聞くことによって、患者が自分で決意し、自分の人生に責任をもって、自主的に生きるようになることに気づくことでしょう。

（6）患者を信頼するようになる

相手の思いを映す鏡となって、白いボールを返すだけの能動的な聞き方は、相手を信頼していないとできません。また、この聞き方によって、患者が自分の問題に主体的に取り組み、問題を解決していくのを目のあたりにして、看護者は、患者の問題解決能力や人としての積極的な生き方に、大きな信頼を寄せるようになるでしょう。

人間関係は相互的なものです。患者は看護者の自分に対する信頼を感じることで、またその信頼に応え、両者の心の歯車がかみ合っていくのです。

（7）患者に対してもっと受容的になる

患者がどんな人でも、またその気持ちや考え方が自分と違っていても、看護者は、それを受け入れられるようになっていきます。どのような医療や看護を受け、どう生きるのかを患者が選べる時代に、看護者自身のこのような心持ちの変化は、看護を楽にすることでしょう。自分が自分であるように、相手もまた相手であることを許せるようになるのです。

（8）看護者は、助け手であることに喜びを感じる

多くの看護者は、能動的な聞き方によって患者の手助けをするのが楽しくなったと言います。いつ

も正しい解決を与えたり、指導しなければならないという重荷を背負う必要がないからです。そういう責任感から開放されて、患者自身が、自分で問題解決するのを促進する役割を楽しくとることができるのです。

看護ふれあい学基礎講座を学ばれた歯科医師が、「相手の悩みに答えを出してあげることが務めだと思っていたが、能動的な聞き方でよく相手の話（気持ち）を聞いてあげることによって、相手が解決策を自分で見出すことが意外と多いことに気づいた。もっとトレーニングを受けて、仕事に生かせるようになれば、患者さんにとっても、自分にとっても幸福だと思う」と感想を書いておられます。

（9）看護者も患者も個々の人間になる

看護者は皆、よき看護者にならなければならないという共通の誤解のもとで努力しています。つまり、看護者は患者のあらゆる問題を解決し、すべての責任をもち、つねに正しい答えを思いつき、すべてに信頼がおける存在でなければならないという思い込みです。

看護ふれあい学講座で学ぶ能動的な聞き方は、患者自身の人生の所有権を侵さずに、患者の問題は、患者にまかせながら対等な人間関係に基づいた看護を行う可能性を示しています。患者を対等なパートナーとして、患者の健康回復と維持の共同作業を行うのです。そのことがまさに患者の、そして看護者の人間性回復につながると言えます。

（10）コミュニケーションに起こりやすい「ずれ」をなくす

能動的な聞き方は、コミュニケーションの過程で起こる「ずれ」をなくし、事実を見る目を養って、適切な判断につなげるために、欠くべからざる対応です。相手の言わんとするところを、確認をとって聞き、心をこめて言い分に耳を傾けられるようになるため、看護者の判断ミスをなくし、患者や家族からのクレームを処理する能力が増します。患者を援助する対応が、看護者自身を助けるのです。

第七章　心の声を引き出す能動的な聞き方の例

腫瘍摘出手術を受けるため、二週間の入院をしたSさんが、看護者の能動的な聞き方に助けられた例をご紹介しましょう。文中の私というのは、Sさんのことです。

手術後の患者の例

潰瘍手術後、三日も過ぎれば少しは痛みも和らぎ、楽になれるだろうという私の予測に反し、三日が過ぎても傷の痛みが激しく歩行も困難なほどでした。同じような手術を同日に受けた人がいたのですが、その人は痛みもほとんどなく、元気になっていく姿を目にすると、私はいったいどうなっているの？　いつになったら、この苦痛から解放されるのかしら……と不安ばかりが募っていました。

毎日回診の医師が代わり、私自身、担当医から直接手術の状況説明を受けるチャンスもないままむかえた、術後四日目の回診時のことです。

看護師「回診が始まりますよ」

私「傷口がひどく痛んでつらいんですが、先生は傷口を見てくださるでしょうか」
看護師「痛いの？　傷口をみるのは六日目だから今日はまだその日ではないですね」
私「手術も大変だったと昨日回診の先生もおっしゃっていたし……、治るには時間がかかるのかなあ」
看護師「とっても心配なのね。先生に話が聞けるといいね」
回診中、六人部屋で私の番は五番目でした。看護師さんは、先に私のベッドサイドにきて、「大丈夫よ」と言って、私の手をずっと握っていてくれました。
医師「どうですか？」
私「傷口が歩くときひどく痛くてつらいんです。それに手術も大変だったと聞いて……、癒着したことを聞きました」
医師「あなたの病気はね……」
医師はただ悪いところを切るだけでなく、まわりについていた臓器をはがしてもとの位置に戻すことをしたので、よけいに身体に負担がかかっていること、傷の大きさ、治り方には個人差があること、抜糸をしていないので、糸がひきつれて痛むのであろうことなど、ていねいに説明してくれました。
私「そうなんですか。はい、わかりました。ありがとうございました」
看護師「Sさんが納得できる話を聞けたようね」

私「はい、様子がわかって少し落ち着きました。抜糸までもう少しがまんします」（看護ふれあい学ニュース第一号一九九五年より）。

能動的な聞き方を学んでいたSさんは、「自分の体が、どういう状況かわからず、ただ不安を募らせていた私の気持ちをくんで、能動的な聞き方をしてくれた看護師さんに涙が出るほどのうれしさを感じました。そして、何を言うでもなく黙ってそばにいて、ただ私の手をしっかり握っていてくれたことが、私にとってとても心強く感じられました。『もう少しがまんしなさい』とか、『だれでも手術後はつらいものよ』などの言葉を返されるのではなく、能動的な聞き方をしてもらえたことで、私自身病気と前向きにつきあうきっかけが得られ、医師の話も落ち着いて聞けたのです」と感想を記しています。

この看護師は、問題をかかえた患者への適切な援助、①そばにいる対応と、②能動的に聞く対応を自然に行っています。ベッドサイドで手を握り、気持ちを聞く。患者にとってその数分がすべて自分のために心をかけられた喜びにつながるのです。

若くして癌に倒れられた方が、極限状況において、最もつらいこととして「自分の病気を案じてくれる人がいない、ということほど、病人にとってつらいことはない」と述べておられます。そのつらさが痛みに舞い戻ってきてますます痛みを高じさせ、つらさを倍増することにつながってしまう現実があるというのです。

看護する側に、患者を案じる気持ちがありながら、その思いが通じないことほど悲しいことはありません。

看護する側が、対応一つで患者を案じる気持ちを伝えられる可能性が、能動的な聞き方にはあるのです。


しかし、現実には忙しい現場で、こんな声も多いのではないでしょうか。

「八時間勤務の中で、一人一人を受けとめていては、仕事がこなせないのです。現場では、四〇人の検温を二時間でしなくてはなりません。一人一分脈をとり、『お茶が飲みたい』『トイレに行きたい』などという患者さんの要求をいちいち聞いていたら時間内では終わりません。心をくみたい気持ちはあるけれど、それでは体がもちません。無言で選択して、より重症か、処置の必要な人のところへ行くしかないのです。

まず、点滴が終わる人、ベッド上安静で、ケアをしてあげないと病気が悪化する人など、どうしても身体面の緊急性を優先してしまいます。即、命にかかわらないことは後回しになりがちです。患者さんの気持ちはわかるけれど、優先順位からはずしていくしかないというジレンマを看護師は皆かかえて仕事をしています。『立ち止まって、手を握って、二、三分話を聞いてあげて……。たいした時間じゃないんですよ』と言われ、毎日それをやっていたら、やがて一〇分になり、結局できなくなってしまうのでやっていません。時間がかかってしまうことも、聞かなくてはと思うことも、自分にとってストレスになってしまいます」

能動的な聞き方が患者を救う

心がありながら果たせない思いのジレンマに苦しむ。これがストレスに、というやるせない思いを解消するにはどうしたらよいのでしょう。確かに、一人一人の患者のカウンセラーになって、ゆっくり話を聞く時間はめったにとれないでしょう。しかし一分とかからない能動的な聞き方が、その後の患者を変えることもまたありうるのです。そんな例をご紹介しましょう。

痛みは患者にとって辛い、苦しい体験です。そして痛みは、感覚的な痛みにとどまらず、心理的な要因による苦しみとしての痛みが多いのです。幻肢痛のように、実際にはないものが痛くなるというような、生理的根拠のまったく見られない痛みや、刺激がなくなった後、持続的に襲ってくるといった神経学的には説明のつかない灼熱痛の例さえあります。

人間であるがゆえに、存在そのものにかかわる不安や怒り、過去のさまざまな学習や経験、認知や性格など、いろいろなものが絡んで生じると考えられる心理的な痛みにどう対応するかは、医療、看護の大きな課題です。

鎮痛薬のきかない精神的な痛みを訴える患者の心に寄り添うことで、痛みを軽減させることのできた、ある看護者の報告です。

「特発性脱疽で親指の先を切断した患者さんが、すでにない指の先が痛いと訴えて来られました。幻肢痛で痛みを感じてつらいのだなとわかりながらも、『もう痛くないはずですよ』と言ってしまいがちです。

このとき、能動的な聞き方を思い出して、『親指が痛いんですね』と、ほとんど指のない掌をぎゅっと握ってあげました。

一週間後、『あなたからそうしてもらってうれしかった』と、白鳥が舞い降りてくる絵を描いてもってきてくれたのです」

一瞬の対応で、患者は自分の痛みを理解されたと感じて救われるのです。そして、逆に痛みを否定された場合に生じる抵抗や、増幅されてしまう痛みの訴えに対応しなければならない時間を減らすことにつながったといっても過言ではありません。

朝日新聞の天声人語に、こんな言葉が紹介されていました。

「人は誰でも一日一二回抱きしめられるべきです。生きるには最低四回、健全な心のために八回、元気でいるためには一二回、ドラッグ（麻薬）よりハッグ（抱きしめ）をと米国の老紳士から手渡された〈無料ハッグ券〉に書いてあったということでした」。

生きるには最低四回、能動的な聞き方で患者の心を抱くことです。言葉で心を抱く能動的な聞き方が、モルヒネ以上の効果を発揮して患者を元気にすることも可能でしょう。

『自分なんかいないほうがよいと思いかけていましたが、あなたのおかげでこのままで存在してもよいのだと思えるようになりました』患者さんからこんな言葉をいただくとき、看護をしていてよかったと思う瞬間です。親業、看護ふれあい学で学んだ対応で、一人一人のケースと、ていねいにかかわっていくことによって、看護の大変さより喜びのほうが増えてきました」というS看護師の言葉に見られるように、人間関係は相互的なものです。心の歯車がかみ合うことが、自分も活かし、患者も活かす関係を生み出していきます。

コミュニケーションに自信をもつ

現実の看護の現場で、いざ目の前に、死に至るかもしれない病の不安を抱いて落ち込んでいる患者に、何と声をかけたものか、また、患者に病名を聞かれたりしたら何と答えたらよいか、迷うことでしょう。看護者が一瞬迷い、戸惑いを見せる、その表情のなかにも、患者は自分の病の悪い結果を予想してしまい、より一層深い不安にさいなまれ、苦しむことにもなりかねません。

言葉のもつ情報は、たったの七%といわれています。残りの九三%は、声の調子、顔の表情や、身振りから読み取られます。敏感な患者は、そこから事実を知ろうと、無意識に情報をさぐっているのですから、看護者の側が試されているのかもしれません。

こんなときにこそ「患者の不安を受けとめる対応」に自信をもっていることが役に立ちます。患者の言葉の奥にある心のサインを見極めるアンテナをみがき、本当の気持ちをくみ取ることができるようになるには、問題所有の原則に基づいた意識的な訓練が必要です。
この訓練を積み、患者の不安に直接かかわる能動的な聞き方で共感的に理解し、それを言葉あるいは行動でフィードバックできるようになると、安心して患者の気持ちに向き合うことができるようになります。

患者を癒す看護者の一言

癌ではないかと不安になっていた患者の気持ちを和らげることができた師長の例をご紹介しましょう。

〈状況〉外来で検査を受けていた五八歳の男性が直腸癌を疑われ、二、三日にわたる検査を予約し、入院、手術の必要を医師からそれとなく話されました。そのため、会計を待っている間、その姿が不安そうで気がかりでした。

師長「検査の予定がたくさんありますが、何かわからないことはありましたか?」
患者「いやあ、こんなにびっちりで、何か悪いものなのかなあ、もうダメかも。さっき看護師さんに聞いたけど、変な顔をしていたし」
師長「そうですか。検査、検査で不安になっていらっしゃるのですね」
患者「そうなんです。さっき『もう一度、肛門を診せてください』と言われて、ドキッとしちゃって……」
師長「先生に、検査のことや入院のことなどいろいろ一度に言われてしまったから心配になったのですね」
患者「自分の体のことですから、しかたがないんですけど……」
師長「一度にたくさんの検査を計画しましたが、当院に週一度いらっしゃるM先生は、大腸の専門家で県内でも有名な先生なんです。それで、検査をM先生がいらっしゃるまでに終えて、入院なさったときには、結果を診てもらおうという配慮だと思います」
患者「そうですか（笑顔）。それはラッキーだ。私、運がいいんですね。看護師さん、ありがとう。声をかけていただいて助かりました」
師長「お大事に。また何か検査でわからないことがありましたら、いつでもご相談ください」
〈感想〉検査までの何日かを不安な気持ちで送るだろう患者さんに、何と声をかけてよいのか、なぐさめてはいけないしと、今までなら、ためらったかもしれません。でも能動的な聞き方を身につけたことで、患者さんの今の不安を少しでも和らげてあげるのが私の役割と、積極的に声をかけようと思えたのです。笑顔を取り戻した患者さんを見て私もほっとしました。

安心して話せることで、患者の心のモヤモヤが晴れ、看護者の適切な情報を、冷静に聞ける余裕を生んでいます。患者の心に寄り添うことができる看護者もまた、プロとしての自信につながる喜びを体験したことでしょう。

　このように見ていくと、患者の不安やイライラを軽減できるかどうかは、看護者の一言にかかっているとすら思います。

相手を気づかう言葉の重み

「待合室で、一歳半くらいの子がまとわりついて来るのをはねのけ、金切り声をあげているお母さんに、『何かあったかなとびっくりしちゃった。疲れていらっしゃるのかな、イライラしているのね』と声をかけると、涙をポロポロこぼされ、そのあとはリラックスして、子どもも落ち着いた様子でした。ちょっと心をかけて相手を気づかう言葉の重みを感じました」と、小児科のE師長。

「手術室には、ほとんどの子どもが、泣きながら入ってきます。あるときこんなことがありました。七～八歳の男の子が泣き叫んでいましたので、『怖いのね』と声をかけると、一瞬泣きやんで、しゃくりあげながらじっと私の顔を見ているんです。そこで『○○ちゃん、何をするかわからないから怖いんだね。何かをするときは、お話ししてあげるからね』と言ったら泣きやみました」

　病院に何しに来たか知らないでいて、怖がっている子どもに「ガマンしなさい」「男の子でしょ」とか言っても逆効果です。こちらの愛情も思いやりも伝わらず、不安を受け止めることにはなりません。

　ある耳鼻科の看護師は、「以前の診察室は、子どもが泣き声でうるさいほどのときもありましたが、今では、ほとんど泣き声の聞かれない診察室になっています。泣く子どもに『怖いのね。心配なのね』と気持ちをくんで聞くと、『うん』とうなずいて泣きやむ。三歳くらいから子どもはしっかりとガマンをし、約束を守るものだとわかった」とも書いています(「看護手帖」より)。

思い悩む患者の気持ちを和らげ、積極的に病気に立ち向かい、治療に臨む勇気を与えていくことこそ看護の本質であり、やりがいといえましょう。

次は、朝から外来が混雑していて、順番がなかなか来なくてイライラしている患者とのやりとりです。

患者「もう二時間も待っているのに、いつまで待たせるのか。自分より後にきた人が、先に診察を受けている。一二時までには会社に帰らなければならないのに、何とかならないか」

看護師「九時には診察券を出されたんですね。一二時までに帰らなければならないし、二時間もお待ちになって、イライラなさっているんですね。申し訳ありません。今日は混雑していますが、あと二番目ですから、一〇分ぐらいでお呼びできると思います」

患者「あと一〇分ぐらいですね。それでは会社に連絡しておきます」

〈感想〉いつもの対応に、――の能動的な聞き方を加えただけでしたが、患者さんは自分を理解してもらってうれしそうでした。話し方、相手を理解することって大切なのだなと実感し、私も満足しました。

相手の気持ちをそのまま口に

誰でも、目の前の問題をかかえた相手の気持ちを心で感じ、瞬間にとらえているのですが、意外にそれをそのまま、こんな気持ちですねと口にしていません。感じているのに、心から頭にあげて、こう言ったほうがよいのではないか、今はこれが必要なのだろうかと、考えや意見、判断として口にしてしまいがちです。

「術後動かしたほうがよいとの医師の指示で、お年寄りに『私が介添えをするから、ベッドから起きて、少し歩いてみましょう』と言ったのですが、患者さんに『足が寒いから嫌だ』と言われてしまいました。一瞬、寒いのが嫌なんだな、と心に思ったんです。でも、私が実際に口にしたのは、『それなら暖かくして行きましょう』だったのを思い出しました。患者さんは、ガンコに抵抗して、大変でした。あのとき、『寒いのが嫌なんですね』と言えばよかったのですね」

このように、心に感じた相手の気持ちをそのまま口にする、心と心のコミュニケーションが、能動的な聞き方と考えれば、誰にでも簡単にできるはずです。

ナイチンゲールは『看護覚え書』の補章、『看護婦とは何か』のなかで、

『この世の中に、看護ほど、無味乾燥どころか、その正反対のもの、すなわち、自分自身は、決して感じたことのない他人の感情のただ中へ自己を投入する能力を、これほど必要とする仕事は、ほかに

存在しないのである』『もしあなたが、この能力を全然もっていないのであれば、あなたは看護から身を退いたほうがよいであろう。看護婦のまさにＡＢＣとは、患者にどんなことを感じているかを言わせたりしないで、読みとれることなのである』と述べ、患者のサインを見る目の大切さを説いています。

看護ふれあい学講座のもととなっている親業訓練講座を開発されたトマス・ゴードン博士は、まったく素人の親に、誰でも訓練を積めば子どものサインに気づき、「自分の感じたことのない」子どもの感情を受容し、共感することができるようになる訓練プログラムを考案されました。その点では、「他人の感情のただ中へ自己を投入する能力」を、もともと有する、有しないにかかわらず、看護にたずさわる誰もが、訓練によってこれらの能力を身に付けることができるといえます。「身を退く」必要はないのです。

そして、親業訓練講座によって親たちが子どもの人生の所有権を侵さずに、子どもが子ども自身の問題を解決していく手助けができるようになっていく、これと同じことが、看護ふれあい学講座を学んだ看護者と患者の間に起こり、大きな効果をあげています。

ロールプレイを用いた体験学習を通して、患者の人間としての尊厳を大切に看護をすることは、具体的に患者とどうかかわることなのかが明確になり、実行可能になるのです。

第八章　出産、誕生時のかかわり

「がんばって」は楽になれない

〈状況〉初めてのお産は、不安でいっぱいです。わからないことだらけで、産婦の緊張が高まっています。

産婦「痛い、痛い」

助産師（産婦のそばに行き、腰部をマッサージしながら）「つらいよね。よくがんばっているね」

産婦「……」

助産師「つらくて逃げ出したい気持ちね」

産婦「眠ってはいけないんでしょう。わたし、昨日から寝てなくて、つらいんです」（やや落ち着きを取り戻している）

助産師「昨日から眠っていなくてつらいのね。今、陣痛の合間にうとうとできるわよ。そうすることで、疲れがとれてお産の進みもよくなるわ」（呼吸法、リラックス法を一緒に行う）。

〈感想〉産婦は呼吸のコントロールができ、陣痛の合間に目を閉じて仮眠をして落ち着いた態度で積

図1

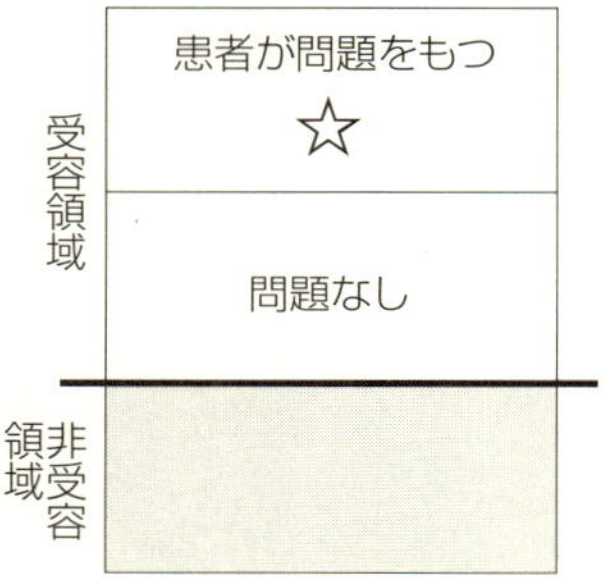

図2

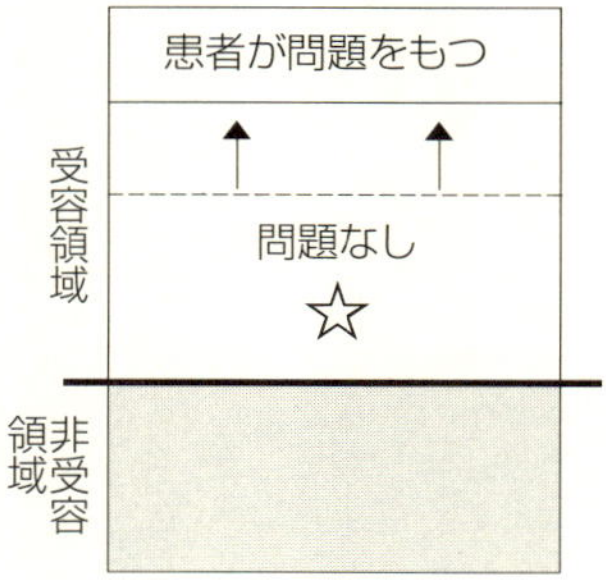

極的にお産に臨み、健康な男子を出産されました。

　助産師が、能動的な聞き方で、気持ちをくむことで、産婦の不安や苦しみからくるモヤモヤが晴れて、落ち着いてきます。そうなれば、その助産師と産婦とのコミュニケーションは、問題なしの状態で行えるのです（**図1・図2**）。ですから、こちらのアドバイスが、率直に聞け、お産に必要なかかわりが、十分に適切に行える関係が築けます。

「お母さんになるんでしょ、がんばって」と声をかけていたら、眠ってはいけないと思って、よけいつらくなっていた産婦の状態もわからなかったかもしれません。心身ともに落ち着いて、リラックスできる状態にしてこそ、よいお産につながるとわかりながら、この対応を知らないために、励ますつもりで、「おきまりの対応一二の型」を言葉にしていたとしたら残念です。お産の苦しみは産婦の問題です。でも、そのつらさを、つき放すのでもなく、こちらが背負うのでもなく、少しでも解消できるようにかかわるのが能動的な聞き方です。

出産時に、家族が立ち合うお産が一般的になってきました。苦しい思いをしてがんばる産婦を支え、「痛いのね、つらいんだね、よくがんばっているね」などと、その気持ちを受け止めて聞くことが、産婦の心の負担を軽減し、リラックスできるようになることを、助産師から家族に知らせておくこともできるかもしれません。

私自身、手術をする前につき添っていてくれる姉に、「私が痛い痛いと言ったら、『痛いのね、つらいのね』と聞いてほしい」と頼んでおきました。

手術が長びき、大変つらい思いをしていましたが、「痛い痛いと言わせてね」と言いながら、「痛いー、痛いー」と言うと、姉が「痛いのね、苦しいのね、つらいのね」と一生懸命聞いてくれるのが、もうろうとした頭の中に、大変心地よく聞こえてくることを実感しました。

このように、「痛いー、痛いー」と口から出せることと、「痛いと言うな」と止められずに、「痛いのね」と、そのまま受けとめてもらえることで、本当に痛みが減るような気持ちになることも体験したのです。そうすると、遠くのほうから「お医者さんが、もうすぐ痛み止めを足してくださるから、それまでかんばってくださいね」という言葉が聞こえてきたとき、冷静に受けとめられて、「そうか、もう少しだな、がんばろう」と自分で自分に言い聞かせていました。

病人になって実際に言われてみると、姉が「痛いのね」と聞く言葉の合間に、誰かが「がんばって、しっかりして」と、こちらを励ますつもりで言う言葉は、正直に言うと「うるさい」と感じることにも気づかされました。「がんばって」という言葉は、確かにまだがんばりが足りない、もっとがんばるようにと言われていることになってしまい、受け手のほうは楽になれないのです。

能動的な聞き方が赤ちゃんの不安を取り除く

赤ちゃんは胎内にいるときから、母親の声に含まれるパターンやリズムに慣れていて、生後二、三日でも母親の声を他の人の声と聞き分け、自分に親しみのある声を聞くように、自分の行動を操作していくことを確かめた研究があります。胎内にいるときからすでに関係の中で、認知が行われているのです。そうだとしたら、まさに誕生の瞬間ほど、赤ちゃんにとって、不安で恐ろしい体験はないことになります。

多くの赤ちゃんをとりあげてこられた埼玉県の中島産婦人科病院では、分娩のときの赤ちゃんの心を大切にするお産をすすめておられ、国際乳児精神保健学会で「生まれた直後の赤ちゃんに心がある」として、実例を発表されたそうです。その後放送大学の「子どもの発達とその障害」の中でも紹介されていますが、中島洋先生は、

「赤ちゃんはお母さんの言葉や気持ちがわかり、分娩時に、母・子の言葉の触れ合いによって、豊かな心が誕生することがわかりました。また、生まれた直後に、赤ちゃんの心が傷つく場合もあることがわかりました。妊娠前、妊娠中の心豊かな夫婦生活（胎教）も重要です。赤ちゃんは、生涯このことを心に残しています」と言っておられます。

最近は多くの病院で、分娩後すぐ、赤ちゃんを沐浴に連れていってしまわずに、臍の緒がついたまま、母親のお腹の上に載せて、赤ちゃんと対面させるようになりました。分娩後三〇分の感受期の母子相互作用を重視して、愛着の絆をつくりやすくしているのです。母親が、わが子と確認するだけでなく、赤ちゃんのほうも、この人はお母さんだと確認しているわけですが、このとき、母親が「よかった、よかった、よくがんばったね。お父さんに似ているね」などと声をかけると、掌を握りしめて、震えながら泣いていた赤ちゃんは、じきに泣かなくなるそうです。母親のこのような声かけが行われると、たった五秒ほどで、もう落ち着いて、赤ちゃんがおだやかな表情になる病院のビデオを見ることができました。

このとき、母親が「痛い、痛い」と言うと、赤ちゃんの眉間に、確かにしわが寄るのです。面白いことに、赤ちゃんがすぐ落ち着くためには、赤ちゃんに伝わる低いトーンの、赤ちゃんのことを思いやった、母親の話し方が必要なのです。高い声で、自分ばかり興奮して叫んだり、「泣かないのよ」と言っても赤ちゃんには伝わらず、泣き続けます。看護師が代わりに声をかけてもダメなのです。

この言葉をよく見てみると、赤ちゃんは、確かに母親が看護ふれあい学がすすめる能動的な聞き方で、赤ちゃんの気持ちを聞いたとき、その声を聞いて、落ち着き、表情が変わることに気づきます。声をかけてもらったあとで、お風呂から出てきた赤ちゃんは、どの子もおだやかな表情で、ほほ笑んだまま眠っていました。

一方、分娩後、母親に声をかけてもらわずに、すぐ沐浴に連れて行かれたり、吸引されたりした赤ちゃんは、顔の表情が固く、目をキョロキョロさせていました。帝王切開などで、やむを得ない場合は、母親が目覚めた後で声をかけてもらいますが、赤ちゃんはムスーッとした表情で和やかな顔になるのに、二〇分くらい声をかけなくてはならないそうです。誕生してすぐに声をかければ、数秒で落ち着くことを考えると大きな違いです。

丸ごと保護された暖かい母親の胎内から出て、泣き叫んでいる赤ちゃんは、肺呼吸への切りかえと同時に、出産の苦しみと不安で問題をかかえた状態（**図3**）なのですから、不安をなくし、その心を言葉で抱く能動的な聞き方が、赤ちゃんにとって必要なことは、言うまでもありません。

そこで、私の二人の娘に出産の際、能動的な聞き方を意識して、「苦しかったのね、つらかったんだね、怖いのね」と赤ちゃんに声をかけるようにすすめたところ、二人とも赤ちゃんは、実際に一〇秒ほどで一瞬泣きやんだそうです。その後沐浴から戻ってきた赤ちゃんの顔は本当におだやかにほほ笑んでいました。

図3

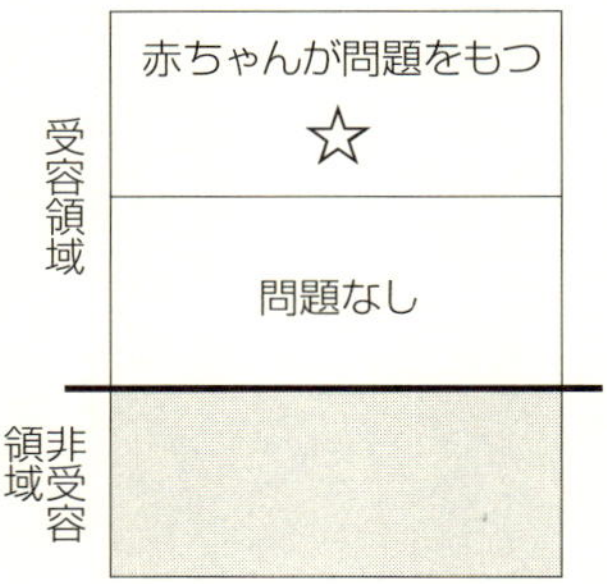

分娩時の感受期に、赤ちゃんの不安解消をうながすように母親が対応する必要があることには、従来着目されてきませんでしたが、このときの対応が後の赤ちゃんの精神的安定を左右し、育てやすくするということも、多くの実例で実証されています。

生まれたばかりの赤ちゃんだから別なのではありません。胎児のときから聴覚が発達し、一個の人間として存在していることが明確な赤ちゃんに、誕生の瞬間から問題所有の原則に基づいた対応を、行動の四角形を手がかりに行うことは、むしろ当然といえましょう。問題なしになった母子関係が、赤ちゃんの望ましい成長をうながすとともに、子育て期間中の両者の情緒的安定をもたらすこともうなずけます。

人はコミュニケーションの中に生まれる

人は、誕生の瞬間から、自分に呼びかけ語りかける言葉、コミュニケーションの中に生まれ、人となっていきます。コミュニケーションを頼りに、その呼びかけと応答が神経を刺激し、人としての脳と心を目覚めさせ、さまざまな精神活動を開発させていくのです。

したがって、人は自己を生かすかけがえのないエネルギーを得るために、生を受けた瞬間から、コミュニケーションを求める存在として生まれついているのです。

生まれたばかりでも、赤ちゃんの聴覚や嗅覚は、母親の声や母乳のにおいを識別できますし、視覚は人の肌の色の基調である赤に強く反応し、複雑なパターンの刺激や曲線の入った、人の顔に近いものを好んで注視し、ほほ笑みかけるといわれています。

しかも、乳幼児のときから泣き、声を発し、微笑し、哺乳行動を行ったり、やめたりしながら、大人たちがそれに応えようとする行動を起こさせて、コミュニケーションをとり、さらには、その応答を継続させるようにしむける力をもっているといわれます。

生理的早産である人間は、かかわり、育ててくれる存在がなければ生きられないからなのでしょうが、赤ちゃんの発する信号にタイミングよく敏感に反応する人、信号の意味を的確に解読してくれる人に愛着は焦点づけられ、母親だけでなく複数の人たちとも愛着関係を結んでいくのです。赤ちゃんのリズムに合わせて声をかけると、喃語《なんご》がよく発現するのに、赤ちゃんのリズムに関係なく、勝手に声をかけると、赤ちゃんは黙ってしまいます。このように、乳幼児の看護にたずさわる場合、どれほど幼児のリズムに合わせてその思いをくみ取りながら行えるかが重要になるでしょう。成長を助ける意味でも自己治癒力を高める意味でも、能動的な聞き方のフィードバックは欠かせません。

もちろん、相手のリズムに合わせて言葉をかけ、気持ちを受けとめることは大人にも重要です。一方で、私たち自身も、このように人とのかかわりをもちながら生きてきたわけですから、人とのかかわりがなくなることへの恐れは大きいのかもしれません。

直接患者から拒絶されるわけではなくても、例えば患者の沈黙に出会ったとき、看護者は人の心の活動の基本条件が突然失われたような気がして、戸惑ってしまいがちです。相手から一方的にコミュニケーションが遮断された頼りなさと、かかわりの断絶への恐れを感じて、話さない患者を責めたり、私が沈黙を破ってあげなくてはと話しかけたりして、必要以上に気をつかい、沈黙する相手にふりまわされた感じがして、疲れてしまっていないでしょうか。

患者のなかには、沈黙が相手を脅かし戸惑わせ、不安にすることを無意識に知っていて、何も頼まずに、看護者の側があれこれ配慮することを引き出すのが得意な人や、沈黙の効果を意図的、作為的に用いている人もいるかもしれません。

相手が沈黙すると、私たちは相手はいったい何を考え、何を感じているのかわからないので当惑し、あれこれとその気持ちを推し測ります。その結果、話してくれない患者さんは、わからないだけに怖いやっかいな存在になってしまいかねません。

沈黙という課題を学ぶ

病院実習に行った看護学生に、「実習生が、医療現場で今困っていることは何ですか？」という質問をしたところ、

「コミュニケーションをとるのが思ったより難しい。きっかけがつかめない」

「私が話しかけることに対して、無反応！　ショックでした」

「いつも実習で、最初の日に会う患者さんとコミュニケーションがうまくはかれない。受け持ちの患者の第一印象が怖いと感じるのが原因。初日はいつもブルーになる」

「質問や声をかけても、返事のみでとても困った」

「会話が続かず黙ってしまうので、『この方は話すのが好きじゃないのかなあ』と思って、あまりべ

ッドサイドに行って話したりしなかった。そうすることによって、情報収集が思うようにいかなくて困った」

「学生を拒否する患者さんと、どう接したらよいか」

「異性の患者さんの場合、話がすすめられない」

など、相手がしゃべってくれないことで、不安になり、当惑してしまった経験を第一にあげている例が多くみられました。

患者が沈黙すると、患者にどう対応するかの、気づかい＝配慮は、看護者側にゆだねられてしまいます。そこで、

「どうして黙っているのですか？」

「何でもいいから話してみてください」

「遠慮しなくていいんですよ」

困惑した看護者の側が自分の不安を解消しようと、いろいろ質問したり、患者をリラックスさせようと気をつかっておろおろし、自分を見失っていくことになります。

沈黙する患者の気持ちをあれこれと憶測し、自分は好かれていないのではないか。何か、こちらの考えもつかないことを考えているのではないか、本当は言いたいことがあるのに言えないのではないかなどと思い悩み、一人相撲をとってしまうのです。

その結果、ベッドサイドに行きにくくなってしまったり、患者をうとましく思ったりしてしまいま

す。患者ばかりでなく、「先輩のナースが冷たい、怖い。黙ってにらまれると、プレッシャーになり、自分の考えていること、感じていることが、うまく伝えられない」と、自らの自信喪失につなげてしまっているケースも見られます。

患者や、他者の沈黙に直面しても、このような背負いこみをしてしまわないためには、どうしたらよいのでしょうか。

サインとしての沈黙

コミュニケーションをとるように生まれつき、人の中で生きている私たちは、孤立することに恐怖感をもちます。

図４

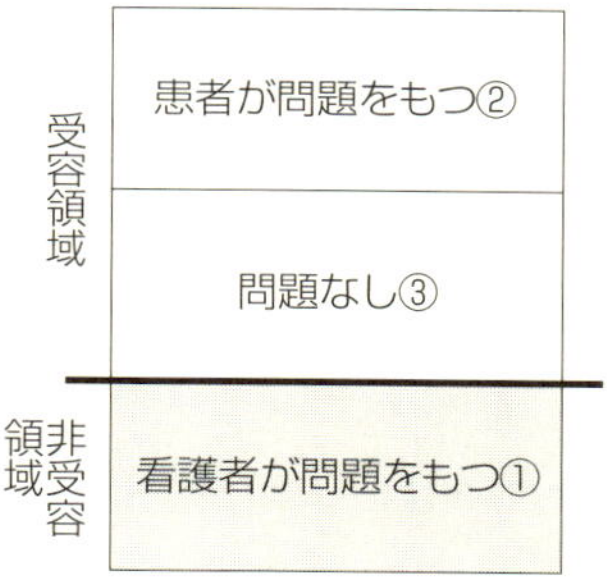

沈黙に耐えられないのは、自分と相手が別であることに耐えられず、他者との一体感の確認をとろうとして、会話を求めるからです。自分が沈黙できるためには、また相手の沈黙に耐えられるためには、自分が他とは別であることを受け入れられなければなりません。

看護ふれあい学では、相手の沈黙をコミュニケーションの断絶と恐れるのではなく、また沈黙の気まずさや不安に耐え切れずに話すのではなく、コミュニケーションの一手段として沈黙をとらえ、ゆとりをもって患者の沈黙に対応し、また自らも沈黙することを選べるようになる訓練を行っています。

その一つの手がかりが、行動の四角形なのです（図4）。

①患者（相手）の沈黙を、私はどこに入れてとらえるのか。しゃべってくれない行動を、嫌だ、困ったととらえるのか。

②患者が問題をかかえて、サインとして口をつぐんでいると、とらえるのか。

③お互いに気にならない沈黙なのか。

これは、先に述べたように、一人一人とらえ方が違うでしょうし、また自分の状態によっても、相手によっても、環境や状況によっても、感じ方は違ってくるでしょう。

そして、四角形のおのおのの領域に入る患者（相手）の行動に対して、看護者の接し方もまた沈黙があり得ます。

看護にたずさわる過程では、言葉によるコミュニケーションの促進や、円滑な情報の伝達、交流に対してばかりでなく、むしろ沈黙に対してどう対処するか、そして自ら沈黙することをどう選択し、実践すべきかという沈黙の課題を学ばなければならないでしょう。

患者の沈黙を自分の問題にせずに、相手の問題としてとらえられた時、その沈黙は、患者のコミュニケーションの一手段（サイン）として、看護者の対処可能な行動の一つになるのです。

そして、看護する側が、患者のサイン（沈黙も含めた）に対して、沈黙で対応することを選ぶこともできます。患者の深い思いに心を至らせながら、黙ってそばにいることが、悲しみや苦しみに打ちひしがれている患者にとって、何よりの救いになることは多いことでしょう。

沈黙を、何もできなかったとマイナスにとらえるのではなく、言葉にならない思いの深さや重みに寄り添う適切な看護のコミュニケーションの一手段として、プラスにとらえられるのです。患者のサインに対応して、自ら沈黙を選択していると積極的に考えられたとき、看護者の心に余裕が生まれるのではないでしょうか。

問題所有の原則（その2）

コミュニケーションとは、人と人とが心が通い合って出会いがあることです。そしてそれは、一瞬一瞬、不断の努力によって、継続されていくもので、一度コミュニケーションが成立したからといって、次の機会も大丈夫とは限りません。

看護学生「おはようございます。〇〇さん、昨日はよく眠れましたか？」
患者「……」
看護学生「(何か言っている様子だけれど) はい？　何ですか？　眠れたんですね」
患者「眠れないよ！　うるさい」
看護学生「ごめんなさい……。それでは血圧はかりますね」

図5

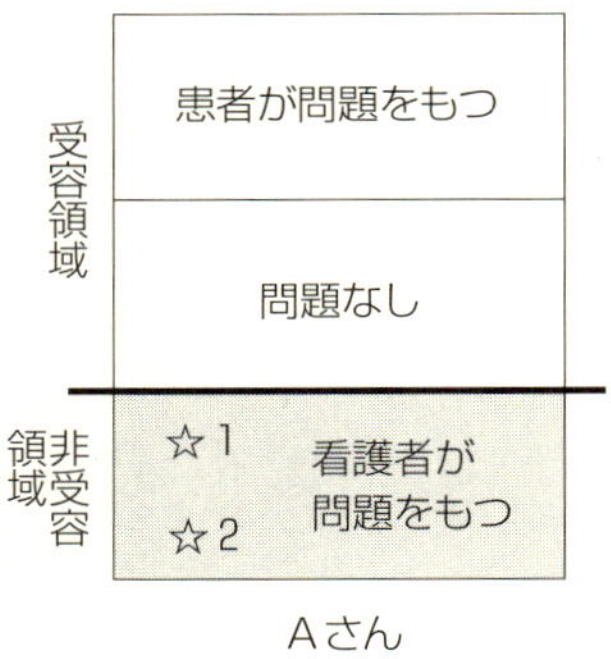

図6

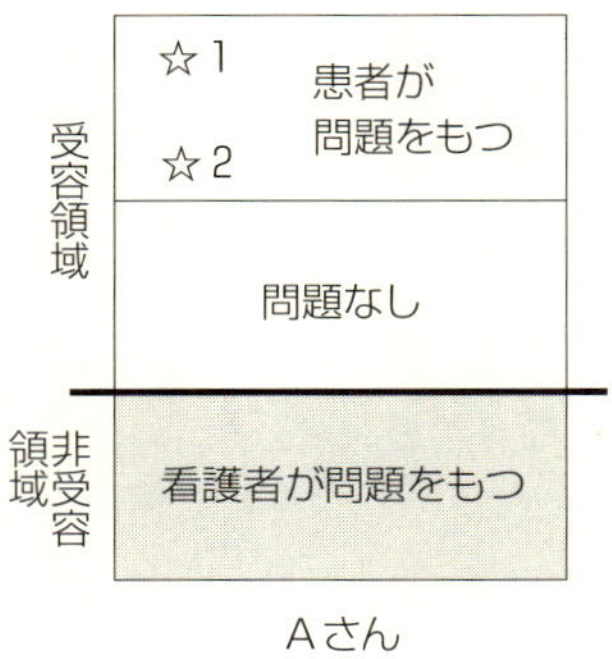

患者「……」（イライラしている様子）

看護学生「終わりました。失礼します」と、早々に退散した。

「昨日は気分がよさそうで、会話によるコミュニケーションがとれていたのに、一日後にはこのように変化してしまった。びっくりして、二日目の実習から、患者さんのベッドサイドへ行きづらくなってしまった」

看護学生のメモですが、同じような経験をされた方も多いのではないでしょうか。そんな話をすれば「気にしないで」、「そんなことじゃあ看護師は務まらないわよ」と言われてしまうのかもしれません。しかし、気になってしまうのは事実ですし、このようなささいなことの積み重ねが、看護の質を変える危険性をはらんでいるのです。

それでは、どうすればよいのでしょうか。

行動の四角形を手がかりに、もう一度、患者の行動を見直してみると、苦手でかかわるのが嫌だと感じていたAさんでも、いつでも看護者を困らせているわけではなく、Aさん自身が問題をかかえているときや、看護者との間に問題がない、心が通い合う可能性のあるときが存在することに気づくことでしょう。

☆1「こんなにたくさん、何に効くのかわからない薬を飲むのは嫌だ」

☆2「隣の人のところに見舞客が多くて、うるさい」

と訴えるAさんの行動を、看護者の問題にしてしまって、私ではどうしようもないことで、いちいち文句を言う、うるさい人と、とらえるのか（図5）、「薬を飲むのがつらい」、「一人ぼっちで寂しい」と、Aさん自身の問題を訴えているととるのか（図6）、看護を行ううえで、看護者が患者さんと望ましい関係を保つには、この問題所有の考え方が大切です。

もちろん、どうとらえるかは、看護者自身にまかされていることですが、「そんなことは言わないで。私を困らせないで。私を助けて」と患者に働きかけるのか。「薬を飲むのがつらいのかな、何とかその嫌な気持ちを軽減する手伝いができないだろうか」と対応するのか、看護者の選択する道は二つあります。

問題所有の原則を明確にするには、患者の行動が患者自身の生活の中にあり、患者自身に問題をひきおこすものなのか、看護者の欲求をさまたげ、看護する側に具体的な影響をおよぼすものなのかを区別しなければなりません。

前者の患者が、問題を所有しているときと、後者の看護者が問題を所有しているときでは、看護者

図7

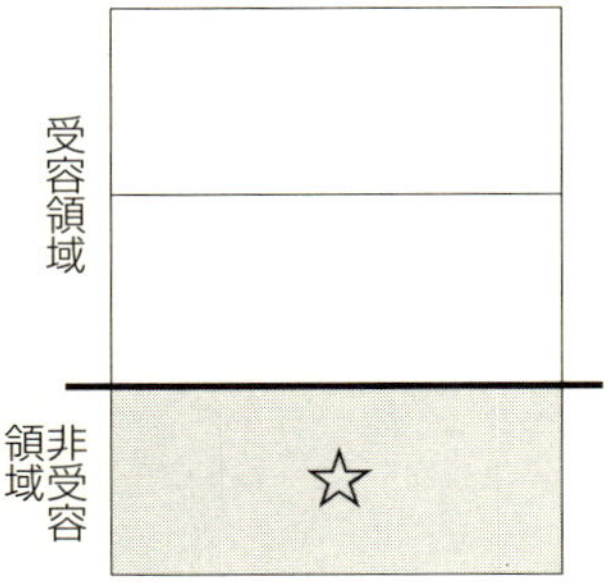

図8

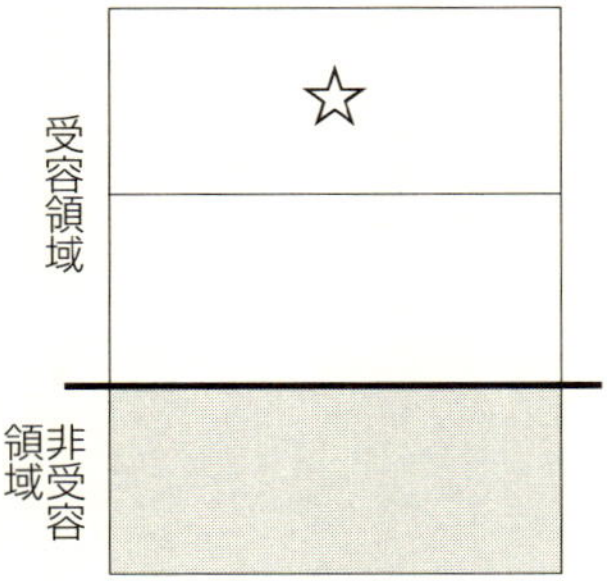

のとるべき行動はまったく違います。このことが明確でないと、寺本松野氏のようなベテランでも、『癒しのこころ』のなかに書いておられるようなことが起こってしまいます。

「Kさんは六〇歳の男性で、開腹したけれど、そのまま閉めた胃ガンの末期の患者さんでした。実は、私はこの患者さんを見捨てていたんです。というのは、この人は天涯孤独な人で、はじめはよく行ったんです。ところがすごく無口で、『何かほしいものはないでしょうか』とか『何かしてほしいことはないですか』と言っても、彼はいつも、『別に』とか、『何もありません』とか、そんな感じでいるものですから、私は、自分が拒否されているみたいに感じて、来てはいけないのかなあと、だんだんそこに行くことをためらうようになったのです。

ですから、彼が入院していた四か月のうちの、はじめの二か月は本当によく行ったのですが、後の二か月は、行っても自分がすごくつらくなって、そして、行くこと自体気が重くなって、一か月の間に二回行ったかどうかわからないくらい、行かなくなってしまいました」

この場合、患者の行動で、看護者が問題を所有してしまったために、自分がつらくなって、患者のところに行くことをためらうようになり、自ら言われているように、「二か月間患者を見捨てる」という状況を引き起こしてしまったのです（図7）。

「そんなとき、（Kさんの命が）今晩か明日かと言われたんですけれども、やはり気が重くて行く気がしなかった。しかも大晦日の晩です。（中略）それで行かないことに決めて仕事をしていたんですが、何か日が暮れてきたというような感じがして、そのときふと彼のことを思ったんです。そして、誰もいない、家族もいない、あの薄暗い個室の光景が浮かんできました。彼は今晩一人で死んでいくのかなあと思いました。（中略）そう思うと、じっとしていられなくなって、大晦日の儀式に間に合わなければいけないという、そんなこともう忘れてしまって、私はとにかくのぞいてこようと思って行ったんです。

病室に来て、戸を開けてみたら彼は目を閉じて、うなって、そして冷汗を出していました。苦しがっていると思った瞬間、私はもう一人の看護婦にかえってしまっていました。走り寄って、『苦しいね、つらいね』と声をかけながら汗を拭きました。彼はうなずいて『うん、苦しいよ』と私に言う」

このときは、患者が問題を所有していると、図8のように、☆を患者の問題の領域に入れていたのです。だからこそ「苦しいね」とその気持ちを「能動的に」聞くことができたのです。

今まで、受容線の下にあった行動が、状況や自分の心持ちの変化によって受容できるようになり、患者の問題として適切に対応していることは、日常の看護の場面でたくさんあることでしょう。そして、もちろんときにより、相手によって、受容線の下に患者の行動を入れている自分がいることも当たり前のことなのです。

しかし、その行動が、本当は患者自身の問題なのに、看護者が自分の問題として取り込んでしまっていないかどうか、すなわち、問題所有の原則を侵していないかどうか、もう一度吟味してみる必要があるのではないでしょうか。

本当は、患者自身が問題をかかえて発現している行動を、看護者自身の問題にしてしまえば、当然、患者を助けることは難しくなります。この区別がついていれば、もっと落ち着いて、患者自身にその問題をあずけながら、手助けする対応が可能になるはずなのです。

とっさの表現ができる看護の心を

講座を学ぶ意味は、頭での理解ではなく、心がついてきて自然に対応できる力を養うことにあります。ふれあいコミュニケーション・リーダーの資格をとり、次のように、看護の心をとっさのときに発現できる実力をつけた看護者が増えています。

「胃カメラを飲んでいる最中に、自分で急にぬいてしまった一〇歳の男の子に、医師が、『何をする！』と怒ったとき、とっさに手を握ったら、心臓が飛び出しそうにドキドキしているのがわかりました。『死にそうな感じがして、びっくりしたんだね』と能動的に聞くと、起き上がらずに、そのまま寝ているので、『嫌だけれど、がんばろうとも思っているんだね』と聞くと、うなずいて、最後までがんばっていました。問題をかかえているのはこの子と瞬時に思えて、自然に能動的な聞き方をしている自分がいました。これが患者さんを援助する、気持ちをくむことだと実感できてうれしく思いました」

第九章　感情は一過性のもの

否定的な感情をコミュニケーションとして選ぶとき

本当に言いたい人に言えない怒りや、自分自身への自罰的な思いは、ともすると、ひるがえって最も言いやすい、身近にやさしく接してくれる人に向かうことがあります。

〝どうしようもない看護婦ばかりだ！〟

〝もうこんな病院にいてやるものか！〟

患者のいわれなき怒りを、自分への攻撃と看護者が受けとるのか、その患者のぶつけようのないこぶしの振り下ろしどころとして「この看護者はそれを受けとめてくれる人」と患者が認めた、信頼しての行為と受けとるのか、看護ふれあい学で、患者の行動を四角形に整理し、問題所有者を明確にして対応するうちに、看護者はそこを区別する力と、自分自身を自己評価できる力をつけていきます。

ゴードン博士は、「リーダー訓練法」のなかで次のように述べておられます。

「ほとんどの人は、こうした感情が、まるで永続的に、いつまでも変わらないものと考えがちである。しかも、強い感情ほど決定的で覆《くつがえ》せないもののように聞こえてくる。（中略）幸いなことに、否定的な感情は永続きしない一過性が強い。その理由の一つは、『私のことをかまってほしいの』とか『私があなたのためにどんないやな思いをしたか、わかってほしい』という気持ちを伝えるために、強い否定的な感情をコミュニケーションの記号として意図的に選ぶからである。もし聞き手が、否定的感情を解読できて、理解を示すような受け止め方をすれば、まるで魔法のようにその強い感情は消え去る。そしてもっと緊張度の低い感情――ときには肯定的なものさえ――が代わりに生まれる。強い感情は、石に刻まれたように不変のものでないことをリーダーが知っていれば、感情を恐れず逆に建設的に取り組むことができる。ここでも能動的な聞き方は感情を発散させる役割を果たす最善の手段となる」

感情を歓迎しよう

看護の現場ではしばしば、悲しみや苦しみに根ざした患者の怒りの感情に出会うことでしょう。そういった感情は出さなくては、なくならないのです。人間の体が痛みを感じるのは、どこかがおかしいことを警告する信号であるように、感情は、人の心に（個人であれ、グループであれ）何かが起こったことを警告してくれます。その合図として、問題の存在を示してくれる手がかりとして歓迎すべきものなのです。看護者が感情をこのようにとらえていれば、患者のサインを無視したり、サインを出している患者をじゃまもの扱いしたりせずに、逆に能動的な聞き方で、感情の底に隠れている問題を、思い切って患者が話せる機会を作ることができることでしょう。

「わめくことで、その患者のモヤモヤした感情は一つ減る。問題をかかえているのは相手なのだ」そう思えたら、どなられるのも怖くなくなるかもしれません。

子どものかんしゃくも、患者や看病に疲れた家族の感情的な対応も、感情を癒《いや》す自助作用として、その子どもや患者や家族に必要なことなのです。人の行動にはみな何らかの意味があります。誰が今問題をかかえているのか、私なのか、相手なのか、それを見きわめ、その行動に対して自分はどうコミュニケーションをとりたいのかはっきりすれば、強い感情には強いなりに適切な対応を行うことができるようになっていくでしょう。

看護ふれあい学講座はこの区別をつけ、自らも他者も知る心と対応を身につけられるようにするものです。

自分をほめることで心にゆとりができる

お姑さんの看病にと、看護ふれあい学講座を学ばれた方が、こんな話をされました。

「義母は自分の体が動かなくなってくるいらだちに、どうしようもなくなるときがあります。そうすると、それを看護している娘に向けるのですよね。義妹が余裕のあるときならよいけれど、『他の兄弟は、たまに通ってくるだけ。私が一人でこんな苦労を背負って』と思うときは、やはり母とのけんかもすさまじくなるし、そのとばっちりがこちらに向かってきて、行ったときの空気が違ってしまうんです。でも義妹だって、全部一人で背負いこむことはできないですよね。だから、看護や介護は、チームを作って、わめく人、受けとめる人が、スムーズに循環できるようにすればよいのにと思います。

最初のうちは、義妹がわめくのを聞くのがつらくて、家に帰って『ああ、疲れた』と言うと、夫が『何もしてないくせに、疲れるわけないだろ』と言うんですよね。一言『何もしなくても、ぐちを聞くのは大変なんだね』と言ってくれれば、休まるのにと思いました。でも、看護ふれあい学を学んでからは、『私は、その役まわりを選んで、やりたくてしているんだ。やりたくてしているんだから、まあいいか』と思えるようになりました。

私が風邪をひいたとき、『今日は具合を聞いて、お菓子を置くだけで帰ろう。風邪をうつして義母を肺炎にでもしてしまったら、後悔ではすまないから』と思って、『今日は失礼します』と帰ってくると、次に行ったときに、ヘルパーさんから『菓子折だけ置いてさっさと帰っちゃうお嫁さんがいるって話ですよ』なんて言われるんです。

前回行ったヘルパーさんが、そういう噂話《うわさ》をされるのですね。そして家に帰って、その話を夫にすれば、『なぜ帰ったんだ。いてあげればいいのに』ですもの。最初は本当に落ち込みましたよ。『でも私は義母に風邪をうつさないように意志をもって選んだんだから、いろいろな考え方の人がいるし、それをいちいち気にしていたらやっていけない。私ができることを、私がやりたいと思ったようにする。それが無理のない看護・介護なのだから、人の批判に一喜一憂することはないわ』と考えられるようになってからは、とても楽になりました」

私たちは皆、よき看護者、介護者になりたい思いをもっています。そして他者からもよき看護者、介護者として評価されたいと。しかし、その基準を外に置いていたら、きりがありません。人の評価は何をやってもついてくるのです。せめて、自分が自分の評価基準をもって、自己評価できたら、「これが私の看護・介護のしかた、よくやっているではないか」と自らをほめることもできるのではないでしょうか。それが、心のゆとりにつながります。

人は、心のゆとりがなければ、他者を受け入れることは難しいのです。私たち自身が、他に向かうべき怒りをこちらに向けて、怒りをぶつけてきている患者や相手の思いを見ぬく判断力をつけ、自分がそれにまきこまれて一緒に〝怒りのダンス〟を踊ってしまわないためにも、問題の所在を明らかにし、適切に対応できる力と、自己評価できる心をつけていくことが大切だと思います。

第一〇章　患者のインフォームド・チョイスを援助する

患者の人生の所有権を侵さず、自主性が発揮されるようにかかわる

　糖尿病で大腿部頸部骨折手術後、リハビリ中だが、一か月くらい前から手足のしびれを訴え、頸椎症と診断された六九歳のYさんの例をご紹介しましょう。

〈状況〉医師からは、手術をすれば、六〇～七〇パーセント症状は改善され、悪化を防ぐことはできますが、一〇〇パーセント改善とはいかないと説明されています。そのため、手術を受けようかどうしようか悩み、毎日暗い表情で過ごしていました。

Yさん「最近は便の出る感じも鈍くなって、毎日どうしてよいかと考えると眠れないの、しびれさえ取れればいいんだけれど……」

看護者「しびれが強くなっていくので、毎日心配しているんですね」

Yさん「そうなの。これじゃ歩けなくなってしまう」

看護者「寝たきりになったらって、心配しているようですね」

Yさん「先生から、手術のことを聞いたけど、どうしたらよいか……。息子は自分で決めろって言うし……」
看護者「手術をしたほうがよいかどうか、迷っているんですね」
Yさん「首を手術するのは怖い。症状が全部取れるわけではないって言うし……。あの先生、はっきり言うね」
看護者「そうね。いつわりなく、きちんと説明する先生だから」

看護者はこのように、Yさんの不安な気持ちや迷いを、能動的な聞き方で、受けとめて聞きました。

こういうとき、息子さんと同じように「決めるのはご自分ですよ」という言葉を親切のつもりで言うことがあります。しかし、自分で決めるべきだと言われたことが、また大きなプレッシャーになる危険を伴うと同時に、自分で決めなさいと指示されて決めたことは、本当に自分で決心したことにはならないのです。

左記のような能動的な聞き方で対応した場合、看護者としてはこのまま終わったのでは、何だか何の役にも立っていないみたいだなと、聞くほうは無力感を感じるかもしれません。その意味では、能動的な聞き方は、相手の問題を自分の問題にしてしまわずに（問題所有の原則）、相手にまかせて信頼して耳を傾けるのであり、こちら側にその準備と、強さが要求される対応なのです。

数日後、

看護者「さあ、レクリエーションが始まります。ゲームをやっている間だけでも、しびれを忘れて楽しみましょうか」

と声をかけると、

Yさん「看護婦さん、私決めました！　手術をお願いします。自分の体だし、決めたら、楽になりました」

と明るい表情で言われました。

自分の状態を見定め、自分でどう生きようとするのか、患者自身が自ら決め、その結果を引き受けようとする。人としての自立とは、こういうことだと思います。インフォームド・コンセントで一人一人の生き方の選択が尊重されるようになったのも、この自立を意識してのことです。

患者の人生の所有権を侵さず、自主性が発揮されるようにかかわる。これこそ看護の目指すところでしょう。

自己決定の手助けができる能動的な聞き方

小さな医療過誤の問題がこじれるのも、医療者側と患者とのコミュニケーションが、うまくいかなかった結果生じる不安や、不満の結果であることも多いと、ゴードン博士は指摘しておられます。医師には、ゆっくり相談できない。そうなると、いつも親切にかかわってくれる看護者に相談してくる場合が多いでしょう。そんなときに、どう対応するか。対応の違いが、患者が治療経験全体を通して何を学び、自らどう病《やまい》に取り組むかに実質的な差異を生み出し、治療効果にも大きな影響を及ぼしかねないのです。

従来、日本の医療現場は、医師の「パターナリズム（父親的温情主義）」（注1）の世界で、「医者に任せておけば、すべてよくしてくださる、患者は何も言わずに従うべきだ」という考え方が主流でした。

しかし、現代では、個人の意志が尊重され、医師法二三条、薬事法七七条の三の四、薬剤師法二五条の二にも、情報提供の義務が明記されて、インフォームド・コンセント（説明されたうえでの同意）が重要視されるようになってきています。

この「選ぶ医療」ということになると、患者自身が、自分が人生にどういう価値を見いだしているのか（例えば、太く短く生きようとするのか、または細く長く生きようとするのかなど）、人生に対する自分の価値観をもつことが要求されるようになります。

それに照らして、手術をするのがよいのか悪いのか、どういう形の手術や治療を選ぶのか、自分のそのときの仕事を優先するのか、しばらく休んででも治療をするのかといった治療に対する具体的な選択を迫られるようになるのです。

また、家族のことを考えて、やはり今手術をするのはやめようと思うのか、病気や症状や、いつ命にかかわるかもしれないという危険をかかえながら生きることをどう思うのか、どう感じているのかも、大きな意志決定の要素になります。

例えば脳動脈瘤をもっていても、あまり気にせず生活する人もいれば、もう気が滅入ってしまって何も手につかず、死ばかりを考えるという人もいるでしょう。だからこそ、医療の側にすると情報提供はできても、最終決定はできない。そこで患者一人一人に決定してもらおう。そのほうが適切で、当然のことではないかというわけです。

しかし、患者の立場になってみれば、インフォームド・チョイスとか、インフォームド・デシジョン（説明されたうえでの、治療方針の選択）は、大変なプレッシャーです。自分で選択するということは、当然自己責任が伴ってくるわけです。自分なりの価値観をもち、「自分の生き方はこれだ」と言えなければなりません。ところが、なかなかそう簡単にはいかないでしょう。

そのためには、病気や薬についての知識、よき相談相手、わからないことは聞く勇気がいりますが、患者一人一人がそれだけの自主性をもつことができるかというと、いまだ難しい現状です。

今後、医療現場にいて、患者の自立を支え、うながす対応や、相談相手としてのかかわりを、身近な看護者に求められる機会が増えることでしょう。そのようなとき、患者の問題を取り込まずに、自己決定の手伝いができる能動的な聞き方を身につけておくことが、この例のように本当の手助けを可能にするのです。ふれあいコミュニケーション・リーダーは、コミュニケーションの手助けができる能力をもつ人たちです。

家族との対立を解いた医師のかかわり

看護者だけでなく医師の中にも、親業や看護ふれあい学講座で患者とのコミュニケーションを学び、スタッフ間の意志の疎通をはかり、医療者側の思いと患者側の思いを合致させる対応を実践する人が出てきています。

パターナリズムからの脱皮をしながら、患者やその家族が安心して医療を受けられるように医師がどうかかわったらよいか、医師も看護者もその他のスタッフも、共通の言葉で語り合い、同じ姿勢で患者と向き合えるようになってきているのです。

次の例を報告してくださったE医師は、別紙に「多忙で繁雑になりがちな日々のなかで、自分自身特に注意していることは、患者さんへのインフォームド・コンセントです。私は、四、五年前に『親業』というものに知り合い、大変参考にしています」と、実例とともに、能動的な聞き方を活かした患者への対応を、医師の方々に紹介しておられます。そして「私はmust（しなければならない）、should（するべきだ）が嫌いになりました。これからもこの二語を使わずに医療にたずさわります」と、自身の目指す姿勢を述べておられます。

●手術予定の患者の家族への対応の例（E医師による）

〈状況〉この患者は、普段は専門の施設で生活を送っており、一〇日前に、下腹部痛、高熱を主訴に、施設の職員に連れられて、緊急入院しました。このとき、両親には連絡されていませんでした。抗生物質の点滴投与により平熱となり、お腹の痛みも治まってきましたが、CT検査で膿瘍《のうよう》（膿《うみ》の固まり）を認めたため、手術をすることにしました。検査もすべて終わり、あと三日後に控えた手術を待つだけでした。

説明などは施設の職員に対して行われていましたが、両親に対して初めて話をするときのことです。まず入院したときの状況、入院後の経過について説明し、手術が必要であることを話しました。

父親「先生、わかりましたけど、この病院で手術するのはやめてください。私がここに来るのに、一時間以上かかってしまいました。これじゃあ不便でしょうがないです」

E医師「遠くて大変だったのですね」（能動的な聞き方）

父親「私も仕事があるんで、仕事が終わってから面会に来たくても来られません。近くにN病院や、K病院やY病院があるから、そこに紹介状を書いてください」

そして、同席している施設の職員に向かって、

父親「だいたいどうしてもっと早くに連絡してくれなかったんだ」

と、感情的に問い詰めだしました。

父親「ねえ先生、私は娘がかわいそうでたまんないんですよ。だから病気のときぐらい近くで見ててやりたいんですよ。頼みますよ。紹介状を書いてください」

E医師「本当にお子様のことがとっても心配なんですね」（能動的な聞き方）
父親「そうなんですよ。でもどうしてやったらよいものか、先生の考えを聞かせてください」
E医師「お住まいの近くにN病院がありますね。N病院はとてもいいという評判を聞いています。けれどN病院を紹介すると、また最初から検査をしなおす可能性があります。そうなると、せっかくここまで改善してきたのに状態が悪くなってしまうことが考えられます。それを心配しているのです（『わたしメッセージ』一四章で後述）。だからここで手術を受けることをお勧めします」
父親「わかりました。どうか一つよろしくお願いします」

〈感想〉この後は、手術の説明、術後の経過について説明し、納得していただけました。どうなることかと思いましたが、「本当にお子様のことがとても心配なんですね」の前後で、態度がガラッと変わりました。この言葉をきっかけに、今まで私を問い詰めるように感じられた態度が、一変して穏やかになり、理解してくれるような態度となったのです。応対していた私がびっくりしてしまうほどでした。母親も同席していましたが、父親がおだやかな口調になってくると、それまでのけわしい顔つきは消えてしまいました。

能動的な聞き方に大きな効果があることを改めて感じ取りました。

実は話をする前に、施設の職員から情報を聞き、「ああ父親はよっぽど心配なんだな」と感じ取り、「よし、がんばって能動的な聞き方と、『わたしメッセージ』で対応しよう」と思いました。今後も、患者さんや、患者さんの家族と話をするときは、能動的な聞き方を使っていこうという意識をもちながら接していきたいと思っています。

注1　**パターナリズム（父親的温情主義）**…………家父長型モデル。医師がどんな治療法が最良であるかを決めて患者に同意を求める。

第一一章　聞き方によって相手の対応が変化する

悪循環からよい循環へ

〈状況〉糖尿病をわずらっているFさん。日頃は、人の悪口を言い、食べ物に関する注意に対して反抗的です。間食を自由に摂っています。足の手術を控えて、あらためて食事療法について説明が行われた後日のこと。いつもと少し違う調子で呼びとめられました。

Fさん「ねえねえKさん、オレさ、一生懸命食べるのに気をつけているのに、まだだめだってさ」

K看護師「気をつけていたのに、がっかりしたのね」

Fさん「そうなんだて……」（涙を流す）

K看護師「自分では十分に気をつけていたのにね」

Fさん「自分の体だもん、気をつけることさね」

K看護師「そうね」

Fさん「そうだけど、それでもだめなんだから、やっぱりもっと気つけんばねんだね、オレも気つけるけど、Kさんも気のついたことがあったら言うてくんなさいね」（手を合わせて頼まれる）

K看護師「もっともっと気をつけていこうと思ったのね」

K看護師は、感想として、

「いくら言っても間食をやめない人、人の悪口ばかり言って困った人、そんなイメージでとらえていた私は、Fさんを苦手な人と感じていました。しかし、いつもの声と違う調子で、『Kさん』と呼ばれたとき、能動的に聞くことができる私がいて、そのことで苦手だったFさんが、ずっと近くに感じた体験でした」と、述べています。

「そんなに食べていたら治らないわよ」と責める気持ちをぶつけていたのでは、改善するどころか、言われたことへの不満のはけ口をほかに求めるだけになってしまいます。もちろん、「能動的に聞くことのできる私がいて」と言われるように、患者自身の問題をこちらの問題にせず、受容する心持ちがあってはじめて聞くことができるのです。そして聞くことによって、相手の対応も変わります。そうすると、相手に対する見方も変わり、また何かあったら聞こうと思えるようになっていくというように、よい循環が生まれてくるのです。

実践から学ぶこと

次の二つの例は、能動的な聞き方を学んだ看護学生が実習中に実践してみた報告です。

（1）食事制限中にお菓子が食べたくなったGさんの例

〈状況〉食事制限があり、病院食しか食べてはいけないGさんがお菓子をもらいました。お腹がすいて、そのお菓子が食べたくなりました。

Gさん「お腹すいちゃった。もらったお菓子を食べたいな」
看護学生「お腹がすいたから、お菓子を食べたいのね」
Gさん「うん、だって、病院の食事だけでは足りないよ」
看護学生「病院の食事は足りなくて、すぐお腹がすいちゃうのね」
Gさん「それに、せっかくお菓子をもらったし」
看護学生「わざわざ買ってきてくれたものだものね」
Gさん「でも病気のためには、食べないほうがよいのかなあ」
看護学生「食事制限は守ったほうがよいと思っているのね」
Gさん「うん、やっぱりがまんしようかな。早く治りたいから」
看護学生「病気のために、がまんするのね」

〈感想〉Gさんが「食べたい」と言ったとき、「食事制限しているからダメ」と一方的に言うのは、Gさんの気持ちを受けとめていません。Gさんの気持ちを受けとめて言葉にして返すと、Gさんは自分の言ったことを見つめ直すことができます。そして本当はどうしたいかを考えられるようにするのが、能動的な聞き方だと実感しました。

（2）隣のベッドの人が苦手なTさんの例

〈状況〉こっそりこんなふうに言ってきたTさんに、能動的な聞き方をしていただけなのに、Tさんは自分で問題を解決してしまいました。

Tさん「私、隣のベッドの人、嫌いなのよね」

看護学生「隣のベッドの人、嫌いなんだ」

Tさん「そう。テレビの音はうるさいし、話しかけても嫌な顔されるし……」

看護学生「テレビの音がうるさいし、嫌な顔されるのね」

Tさん「でも、お見舞いのときもらったリンゴをくれたわ」

看護学生「リンゴをもらったのね」

Tさん「実は案外、よい人なのかもね」

〈感想〉普通の会話では、『病室変えられないの？』と言われてしまったり、こちらが話すことで、怒りを大きくしてしまったりします。大切なことは、自分の気持ちを述べる前に、患者さんの話をきちんと聞くこと、『聞いているのよ』と患者さんにわかってもらうことが一番だと思います。

学生のうちから、看護ふれあい学がすすめる能動的な聞き方の意味を理解し、「ロール・プレイ」を体験することで、その方法を身につけておくことは、必要なことではないでしょうか。病院実習に出て、大変役立ち、その大切さを実感したという声が多く聞かれます。

認知症のお年寄りにも効果

認知症の患者とは、言語的コミュニケーションが取りにくいと感じられることが多いでしょう。しかし言葉は通じなくても感情は正常なのです。「その感情を真剣に受けとめたとき、ストンと通じ合えることがある」と、看護ふれあい学を学ばれた多くの看護者が語っています。

高齢化社会を迎え、病院でも施設でも、在宅、訪問看護でも、老人看護をどうするか、孤独をどう支えるか、どこまで自立の援助ができるかが大きな課題となっています。それぞれが尊い人生を送ってこられているだけに、表面的にはとらえられない、言葉の奥にある気持ちを大切にくみ取る対応が必要でしょう。以下の例は、認知症のお年寄りへの対応に能動的な聞き方を活かした看護者の報告です。

（1）不安になってさわぐJさんの例

〈状況〉自分で食事するのもやっとなくらいに機能がおとろえた、認知症のJさん。夕方になって暗くなると不安になりさわぎます。ある日のこと……。

Jさん「これから新宿に行かなくちゃならない」

看護者「新宿に用事があるのね」（体位を変換して窓のほうに向きを変える）

看護者「外は真っ暗よ、風も強いし、新宿まで行くのは大変よ」

Ｊさん「泊まるところがない」

看護者「泊まるところがないから、心配してるのね。今日ここに泊まるといいわよ。あなたのために用意しているし、ここなら安心よ」

Ｊさん「お金がない」

看護者「お金のことね。立て替えてあるから大丈夫よ」（能動的な聞き方で受けとめながら会話をする）

Ｊさん「そうかい、それじゃあここで寝かせてもらうかい」（安心した様子）

〈感想〉その後、夜遅くなっても不安にならずに寝ていました。老人病棟では、どんなことでも、否定しないで、聞くことが大切だなと実感しています。それだけで不安が減るのです。

（２）幻覚や幻聴がある患者の例

「幻覚や幻聴があった場合でも、患者は、看護者にわかってもらえるだけで落ち着き、どうなってしまうのかと思えることでも、実際に聞いてもらうことで、現実にもどることに気づきました」。

Ａさん「赤ちゃんが泣いている」（食べ物をもって歩く）

看護者「かわいそうだから、食べるものをもっていってあげるのね」

Ａさん「でもこんなもの食べられないか」

Bさん「幼な友だちがいる。歌を歌っているよ」
看護者「聞こえるのね、どんな歌を歌っているの？」
Cさん「財布をドロボウに盗まれた」
看護者「そう、なくなって困っているんですね。一緒にさがしましょ」
「こう言って歩いていているうちに、他のことが頭に入ってくると『ドロボウ』のことは忘れてしまったり、『いなかったね』になるのです。また『家に帰っちゃダメ』と言うと、ガラスを割ったり、ドアをたたいたり、危険なことになるのですが、看護者が『お家に帰るのね』と、車椅子でスーッとその辺りを行ってくるだけで、おだやかになり、気がすんでしまうのです」
「病状が進んで意識レベルが下がっていて、こちらの言った言葉はちっともわからなくても、患者さんの気持ちに寄り添おうと、おだやかな気持ちでいると、浣腸でもおだやかに応じてくれます。そうでないと、嫌な顔をされます。看護者も患者もおだやかでいられるのは、素敵なことですね」
「手術後のせん妄の症状がある場合、安静にするために、今までは向精神薬を投与していましたが、患者さんの言っていることを否定しないで能動的に聞くと落ち着くようです。言うことを聞かないと抑制していましたが、会話ひとつで睡眠薬も抑制もいらなくなりました。もちろん緊急事態は別ですが、認知症の改善や、ケアの一助としての可能性を感じています」

老人の看護や介護の場合、本人の気持ちを大切にするか、安全性を重視するか、意見が分かれる場合があることでしょう。緊急事態であるとはっきりしていれば、押さえなくてはだめということになりますが、微妙なときもたくさんあり、その人の身になって一人の人間として尊重したケアを、チームワークで実現した次のようなホームの例も見られます。

（3）若いケースワーカーがつきっきりでケアをしたAさんの例

「Aさんは中等度の認知症があり、精神病院に入院中、メンタルな方法でかかわっても暴れるため、抑制帯で過ごしていました。ホームに帰って来たとき、こちらの言うことはわかるけれど、自分自身を抑制できなくて、うんちを投げつけたり、思いもよらない行動をするため、抑制帯をするか、しないかの議論になりました。『本人が嫌なことはわかるし、人権を無視している。ホームの生活にもなじんできたし、一晩付いていてもよいから、抑制帯をせずに付きっ切りでケアをしたい』と、二〇歳と二一歳の若いケアワーカーが申し出て、抑制帯をせずに、二晩付きっ切りで気持ちを受けとめてケアをしました。Aさんを認知症のお年寄りとしてではなく、人間として尊重するケアを行っていくうちに、退院後一か月くらいして暴れることがなくなってきたのです」

現在、抑制帯をはずす看護がすすめられていますが、その実現のためには、まず不穏を受けとめて、患者の精神的安定をはかる能動的な聞き方を、看護者が学ぶことが急務ではないでしょうか。

「食事を投げつけたりすれば、つい『そんなことすると、もう食事あげないからね』と言ってしまったり、注目してもらいたくて嘘をつく高齢者に、声を荒らげてしまいがちです。なぜ嘘をついたのか、原因をさぐっていくと、職員の態度がまずかったことにつき当たる場合があります。患者さんが問題をかかえているのですね。こちらが原因で、嘘をつかせてしまった、だけで終わらせたくないので、チームで話し合い、自分をふり返る機会にします。高齢者の欲求に応えたつもりでも、本人が満足していないことがあり、その後の心の動きを見て、そこをよく聞いていく必要があると感じています。能動的な聞き方で、言葉の奥の気持ちに触れることができる機会が増えました」

(4) チャーハンを食べたかったMさんの例

「朝八時から腹痛を訴え、『今すぐ先生を呼んで』と言うMさんに、『今すぐ診てもらいたいのね。痛そうね』と聞き、胆石をもっているが、どうもおかしいので、『食事のほうはいかがでしたか』と聞くと『チャーハンだった。あんなの食べられない』と言いました。

食事は、一つのテーブルで四人ずつ摂りますが、Mさんはたまたま届けを出していて、自分だけ別の食事だったようです。ほかの人が食べているチャーハンを自分も食べたかったのに、食べることができなかったという気持ちが感じられたので、『そのときのチャーハン、おいしそうに見えて、食べたかったのね』と聞いてみました。素直に表現はしませんでしたが、『食べたかった』と言ったら、顔つきが変わって、腹痛も治ってしまいました。体の不調を訴える場合、気づかないところに不満があって、らせんみたいにねじれた形で訴えている場合もあるので、サインをよく見る目と、気やすく職員に話せる環境づくりが必要だと思いました」

このように、看護ふれあい学で学ぶ能動的な聞き方は、患者の目線に立った看護を可能にしているばかりでなく、看護者の前向きな姿勢につながって、より積極的な看護実践をもたらしています。

第一二章　人生の所有権を侵さない

適切な判断を可能にする能動的な聞き方

〈状況〉Nさんは、胎盤早期剥離で、赤ちゃんを亡くされました。『赤ちゃんに会いたい』と言われたのですが、ショックを受けるのではないかと、病院側は心配していました。会わせるのをやめるか、もっと後のほうがよいのではないかという意見が多かったのですが、Nさんが赤ちゃんに会いたいと本当に思っていられるのだったら会わせてあげたいと思い、会って事実を受け入れる気持ちを、お母さんなりにもっておられるかどうか確かめようと、病室に行き、能動的な聞き方をしました。

看護者「おつらいですね」

Nさん「赤ちゃんに、一目会いたいと思っているんだけど、会ったら自分がくずれてしまう心配があって……」

看護者「迷っているのですね」

Nさん「……。主人に会いたいわ」

看護者「ご主人に会って話がしたいのね」

Nさん「ええ」

〈感想〉結局、Nさんはご主人とお母さんに付き添ってもらって会いたいということで、赤ちゃんに会われました。そのときはひどく泣いていたそうですが、退院後に感謝の手紙をくださいました。こちらの判断で、会えばショックだろうからと、勝手に決めてしまわなくてよかったと思いました。

障害をもつ子どもが産まれた場合もいつお母さんに会わせるかが、議論になるところです。お父さんにだけ伝えて、お母さんにはしばらく隠しておくことがよく行われます。一方、体が回復するまでという配慮で、母親が何かおかしいという不安をもったまま、赤ちゃんから離されていると、いざ、障害をもった赤ちゃんに会っても、急には愛情がわかなくなってしまうことがある、だから、会わせるのは早いほうがよいという意見もあります。どちらにしても、本人の意志が確かめられないまま、周囲のよかれと思う判断が先行しているところに問題があるのではないでしょうか。

その現実を引き受けて子どもを育てていくのは母親自身なのです。人生の所有権を侵さないように対応するには、不安な気持ちを受けとめ、迷いながらも本人が事実を引き受けていく過程に、しっかり寄り添うことが必要です。能動的な聞き方は、適切な判断を本人にも看護する側にも可能にします。

相手に関心をもって聞く一言が大きな意味をもつ

看護師になる勉強をしながら、看護ふれあい学を学び、実の母親の苦しみを、次のように受けとめたAさんの報告から、第一義的に相手に関心をもって聞く一言が大きな意味をもつことに気づかされます。

「本当の自分の気持ちはたとえ親子であっても伝えにくいし、言いづらいのです。ですから、問題以外に、問題を言えない自分にモヤモヤが出てきて、よけいつらいと思うのです。だから相手に物事を言いやすい状況を作る、この能動的な聞き方は本当に大切だと思います」

〈母・五三歳、舌癌の初期、夫は二年前に他界〉

母「私、どうやら癌みたいなの」

Aさん「癌みたいってどういうこと？　どうして癌だと思うの？」

母「辛いものを食べると舌がしみるの、一三年前、舌癌になったときと同じ症状なの、だから病院に行って検査したり……。細胞診にまわされて……」

Aさん「今まで母さん一人でこのことかかえて大変だったね。家で一人で大丈夫？　金曜日の夜、家に帰ろうか？」

母「……（涙ぐむ）怖いの、できればまだ死にたくない。母さん、お前や弟の孫を見るまでは死にたくない……」

Aさん「私だって嫌だよ、母さん死ぬなんて嫌だ、絶対に嫌だ。私、母さんのこと好きだよ。だからできることは、何でもしたいと思っている。一緒にがんばっていこう」

母「……ありがとう。お前を産んで本当によかった。母さん、自分が癌であること口にするの、癌を認めるようで嫌だった。でもお前に言ったら少し楽になったよ」

事実に対する驚きのあまり、自分でも認めたくない思いは、言葉にすることさえはばかられ、誰にも言えないつらさをかかえこむことになってしまうでしょう。

それが話せるように、家族も看護者も、話しやすい状況を作れたかどうかが、患者にとって大きな違いを生みます。

生死にかかわる問題は、聞き手が自分の問題にしてしまいやすいのですが、話し手の問題を聞き手が引き受けて、東奔西走してしまっては、話し手は何も話せなくなってしまいます。問題所有の原則を踏みはずさずに、相手の問題としながらも、つき放すのではなく、ともに歩む姿勢をもてることが、誰でもいつかは迎える死を見つめながら、その人が余生をどう生きるかに寄り添える道を開くのではないでしょうか。

死と向き合う人への援助

（1）死をどうとらえ、生をどう活かすのか

「手術後の病棟で、化学療法を受けている患者が医師から説明を受けた後、看護師に同じことを聞いて、その反応から自分は癌ではないと納得したい様子でした。予防の薬、手術の仕上げの薬と言って

ありますが、本人は癌のための化学療法だと知っていて、『これをやると本当に治るのか』『髪の毛が抜けてくるのではないか』と尋ねてきます。でも、『すぐ治りますよ。がんばって早く帰りましょ』などと確信をもった言い方はできません」

このような場合も、医師が、看護者や患者に病状を明確に説明してあれば、看護者はそれに従って対応することができますが、説明が十分行われていなかったり、病名を伏せなければならない場合、患者に病名を隠す悩みをかかえることになります。聞いてくる患者に逃げずに対応しなければならない、さりとて自分がその情報をもらすことはできないのですから。

癌や難病の場合、看護者が病名を伝えると、患者はその時点で自らの死を明確に意識することになります。本人にとっては、死の宣告にも似た病名の提示は、その患者に、医療とは直接関係のない、自分の身の上についての苦しみをもたらすことになるでしょう。

人が自らの死を受け入れていく過程は、さまざまの研究にも見られるように、そんなに簡単なことではありません。そのときどきの過程に、どう寄り添うことができるか。また、間近に迫った死をどうとらえ、与えられた時間のなかでどう生を活かすのか、患者自身だけでなく、家族をはじめ周囲の人たちも同時に大きな問題をかかえます。

家族をどう援助していくかは、看護者だけが背負うことではもちろんありませんし、別に話を聞く時間をとることは難しいのが現状でしょう。しかし、担当の時間内でも、「家族をはずしての看護は考えられない」と積極的にかかわることができます。

「検温に行ったときや、処置をしに行ったときに、家族のサインをよく見るようにしています。表情が固ければ何かあるなと思って、家族から患者の様子や今思っていることを能動的な聞き方で聞くのです。そうすると、吐き気や痛みをとる薬を使ったほうがよいかどうかもわかりますし、家族も安心するようです」

こんな小さな心づかいが、看護の質を高め、毎日の看護のなかで家族を支えると同時に、心の通い合った協力体制をつくることにつながるのではないでしょうか。

（2）大人を気づかう子どもたち

「看護ふれあい学を学ぶことで、今までは、つらくて避けていた〝死〟とも向き合うことができるようになってきました。一人一人のケースとていねいにかかわることで、白血病の子どもとも、ふとしたことで心が通い合う実感があります。最後に手を握って、心から『がんばったね』と言うと『ありがとう』と息を引き取ったこともありました」

と話される看護者の言葉にあるように、看護は生の瞬間から、この世を去る場面まで、患者やその家族の心を支える灯《ひ》をどう絶やさずにいられるかを常に問われる仕事なのです。

白血病の子どもたちについての研究によると、親や病院のスタッフが、子どもたちを悲しませないように、何も知らない状態にしておこうとしていた状況のなかで、子どもたちは実際には驚くほど多くの情報を得ていて、死が差し迫ったものとなる前に、自分たちがやがて死ぬということを知っていたということです。

そしてその気づいていることを、何人かは単刀直入《たんとうちょくにゅう》に、「僕、もうすぐ死んでしまうんだ」などと語るけれど、他の子どもたちは、もっと遠回しに表現しながら、その不安を表出しています。再発のもつ重大な意味に誰もが気づいているために、医師や看護者たちは、子どもたちとあけっ広げに話さなくなり、子どもの質問に答えるのをできるだけ少なくしようとします。単にこれから何をするのかを手短に説明し、処置の意味やその理由も話さず、部屋にさっと入ったり、出ていくだけで、余分な話をしないように配慮します。

しかし配慮のつもりで、また答えないですむように、親密になることを避けることが、避けられない死に直面している子どもたちへの痛みを伴う処置などをますます難しくしてしまうというのです。

子どもたちへのインタビューによると、彼らはふれあう人々との絆《きずな》を築きあげたいと願っており、自分の周囲にいる人々を必要としていました。話したがり、質問をしたがるのですが、周囲の大人たちのほうが問題をかかえてしまっているのです。

「あの人たちは、私を見るとき、けっして笑わないわ」

「ぼくはいつ家に帰れるのかと三回聞いたんだ。そしたら知らないだって。先生たちは検査結果を見ているはずだよ」

と、大人たちのサインに敏感になっている子どもたちに、動揺をかくせずはぐらかした言動をすることによって、彼らの信用を失っていってしまうのです。

大人たちが質問に答えたがらず、すすんで情報提供したがらないことがわかると、子どもたちは親たちに治療や、自分の状態について尋ねなくなっていきます。「そのことを言うと、私が狼狽《ろうばい》してしまうことを、あの子は知っていると思います」本当はケアをされるべき子どもたちが大人たちの心を読み取り、大人を助けて自分のそばにいられる状況を作っているのです。

子どもたちから予後について本当のことを話さなければならないような質問（「薬がなくなったらどうなるの？」）や、白血病のことについて書かれた本をつきつけられた場合、ともするとその質問はまったく無視するか、その話はしたくないのだということを態度に見せるか、部屋から出ていくか、否定して子どもを叱るなどの行動をとりがちです。

もちろん、「患者や周りの人たちも、患者が死んでいくということに気づいており、両者とも比較的自由にその気づきを表現する、〈開かれた気づきの状態〉で、病気の予後についても話せる状況にするのがよいのか、「お互いに死に気づいているが、そうではないかのようにあたかも患者が回復するように行動する〈ふりをする気づき〉の状態」を続けるのがよいかは、議論の分かれるところでしょう。

しかし、子どもたちは、親や周りの大人たちが、以前のように自分の病気について話したくないとわかると、互いに〈ふり〉をする状況が保てるように行動し続けるということです。

（3）死別後のリハーサルをする子どもたち

末期の子どもたちの行動形態の一つに、「物事をすぐしなければならないと気にかけている」とい

図1

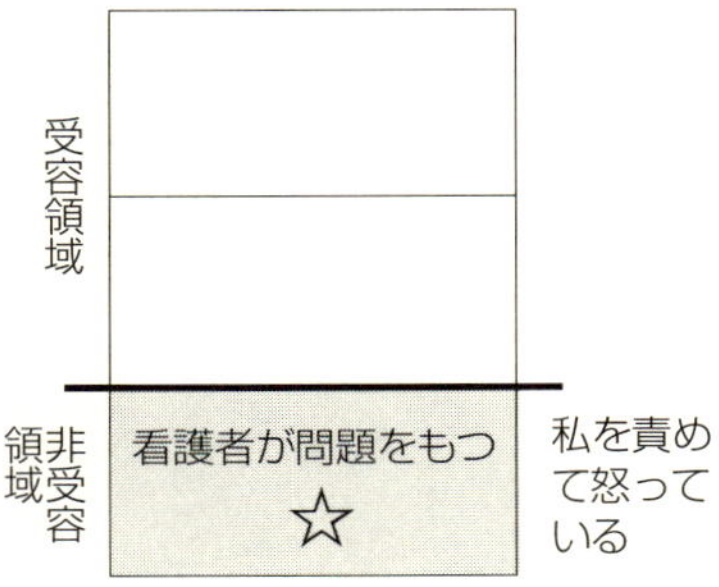

図2

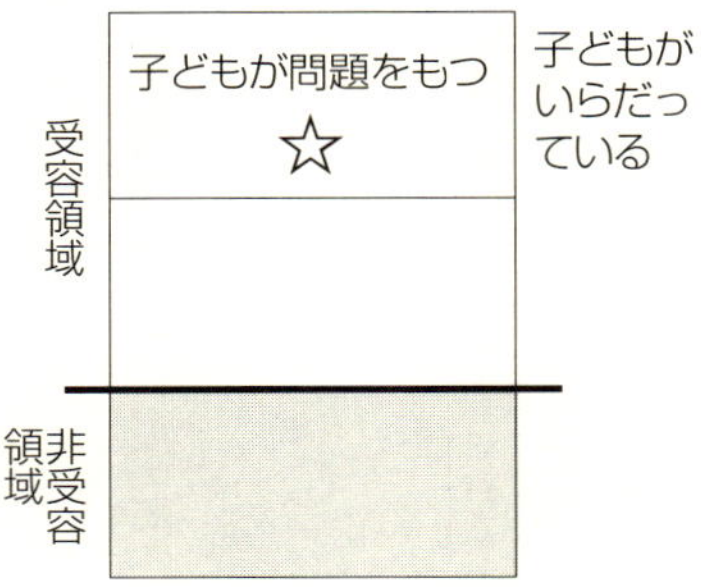

うものがあり、人々が思い出したり、もって来たりするのに「時間がかかり過ぎる」と怒るようになります。かつては時間は、果てしなく続くものであったのが、「子どもたちは、残された時間が短いので要求するのです」「子どもたちは、もしずっと待っていたら、そのときまでには死んでしまうことを知っているかのようです」と、両親や看護者が感想を述べています。

　このような場合、子どもが、「遅い」と怒る行動☆を、看護者が、「早くしなかった自分が責められた」（**図1**）と、自分の問題にしてしまわずに、「もう残された時間がないことに子どもが問題をかかえていらだっている」（**図2**）と、とらえることができれば、心から「もっと早くしてほしかったのね」「待ちくたびれたのね」と能動的に聞くことができるのではないでしょうか。

　同じように、「比較的簡単で、痛みを伴わない処置にも抵抗を示す」というのがありますが、以前は痛みを伴う処置のときでさえ協力的であった子どもたちが、処置前、処置中、処置後を問わず突然抵抗し、泣いたり、金切り声をあげたりするようになっていくのです。単に点滴を差しかえようとするときも、いつも抵抗するようになり、看護者がベッドを整えようとしただけでも、不平を言う子どもたちもいます。

子どもたちは、もうこれ以上、触られたり、つつかれたりしたくないのでしょう。医師や看護者が子どもたちに、「そうすれば気持ちよくなるし、家に帰ることもできるのよ」と言い聞かせようとすれば、「家には帰れないんだ」「もう死ぬんだ」と口走ります。そんなとき、看護者がいたたまれずに逃げ出せば、予後についての子どもたちの結論をもっと強く確信させることになり、さまざまな処置の虚《むな》しさを意識させるだけになってしまいます。

子どもたちにとって品行方正で、礼儀正しい患者としての役割（回復しつつある者という自分自身への見方）を演じる動機づけはもはや存在しないのですから。看護者が問題所有者は子どもなのだと明確に位置づけ、同情や同意でなく対応できなければ、子どもを苦しめるだけです。

さらに、子どもたちにとって最も微妙で決定的な変化は、重要な事柄でさえも身近な人に話さなくなり、「怒りや沈黙によって、他者から距離をとる」行動をするようになるということです。子どもたちが、あたかも自分の任務が他者を支えることだと思っているように、親たちの欲求に敏感に応じ、死別後のリハーサルをする機会を作っているとも考えられています。

看護者「どうしてママにいつもどなるの？」

患者「だってそうすれば、僕がいなくても淋しがらないじゃない」

そうすればお母さんはそんなに泣かないだろうし、悲しがらないだろう、そんな思いで、怒りを表し、わがままを言って、家族や友人から身を引こうとしている子どもたち。もう答えを知ってしまって、返答することも質問することも、ほかの人たちの話を聞くこともやめてしまった子どもたち。彼らは親との関係を保つために、普通の人が関係を断つ方法をとっているというのです。

母親「あの子がどなれば、私は病室を出ていく理由ができるのです」

母親にも、緊張状態を子どもが自分から壊していることがわかっていて、それに応じながら救われているのかもしれません。一方で子どもたちは、大人たちがいたたまれなくなって逃げ出さずに、子どもたちのそばにいられる状況を作り、一人ぼっちにされることがないようにもしています。「子どもたちが、互いにふりをする状況を保ったおかげで、援助を与える人たちは自分たちの役割を果たすことができた。社会の一員としての存在が保たれ、疎外されないように、末期の子どもほど、このことを自覚していた者はなかった」（マイラ・ブルーボンド・ランガー『死にゆく子どもの世界』）という事実は驚くべきことです。

親と一緒にいたいと願う子どもたち

子どもたちにとって大切なことは、本当は親がそばにいてくれることなのです。子どもたちは、親にそばにいてもらうために、どんなことでもするでしょう。そのために親以外の誰かに話しかけ、自分たちが知っている事実を分かち合おうとします。そのとき、どれだけ看護者がその子の気持ちを受けとめて聞けるか、質問してくる言葉の裏で、何をわかってほしいと思っているか、何を知りたがっているか、を解読できるコミュニケーション能力をもっていることが必須と言えましょう。
「僕は死ぬの？」と聞く言葉に、診断の結果を告げるべきか否かということではなく、子どもたちの矛盾だらけの欲求を尊重しつつかかわることが大切なのです。そのうえで、子どもたちが本当に尋ねていることだけに、看護者の言葉で答えることもできるでしょう。

親たちから最も頻繁に尋ねられる質問は、「あの子が死ぬということを、私は話すべきだろうか？」ということだそうです。大人たちが告げても告げなくても、子どもたちは自分の本当の予後をさとっているのです。この質問を、親たちの「私は、子どもの予後（死がさけられないこと）を、認めるべきなのでしょうか？」という思いの表現と受けとめ、親たち自身のサインとして、能動的な聞き方で耳を傾けることができるのではないでしょうか。

親がつらくては、親は子どもを受けとめることはできません。自分の親を苦しませないために、人に迷惑をかけるなという社会的なルールを必死で守ろうとしている子どもたちがもっと楽になれるように、看護者が親のつらさを取る援助をする必要があると思います。

本当は、子どもたちは親たちにそばにいてもらいたい、そして親たちもまた子どもたちと一緒にいることが必要なのですから。看護者が受けとめて聞くことで、親や家族が少しでも楽になれば、その分、子どもたちにかかわるエネルギーが増えるでしょう。そのことが結局は、子どもたちへの適切な看護につながっていくはずです。

第一三章　能動的な聞き方を正しく行うには

能動的な聞き方を正しく行う八つのポイント

（1）相手を信じて聞いているか

看護や保健、医療にたずさわる人たちがカウンセリングの技法を学び、それを仕事に活用することが、必要に応じて当然のように行われるようになってきています。しかし、専門家として心の治療に当たる技法を、一般の専門家としての訓練を積んでいない人たちが用いるとき、忘れてはならない大切なことがあると思います。

看護ふれあい学講座のもととなった親業訓練講座の創始者であるトマス・ゴードン博士は、悩める子どもを治療してあげる存在として、かかわるのではなく、一人の人間として正直にありのままに、相手も自分も大切にする存在としてかかわることを前提に、カウンセリングの耳を傾けて聞く技法を親たちに教えることを始められました。

「治してあげる」「よくしてあげる」「楽にしてあげる」のではないのです。子どもや患者が、自ら楽になろうとする、治ろうとする過程につき合うことなのです。ですから、ときにはちっとも前に進んでいなかったり、後退しているように見えることすらあります。でもそれは、本人にとって必要なことなのかもしれないのです。

患者から、また相手から悩みを打ち明けられると、何とか早くその苦しみをとり除いてあげたい、それがその人の役に立つことだと思って手助けをします。その手助けの試みが、「コミュニケーションをはばむおきまりの対応一二の型」ではなく、能動的な聞き方に変わっても、基本的な姿勢が変わらなかったら、同じことになってしまうのではないでしょうか。

「話せば楽になるから話しなさい」でもなければ、「私が助けてあげた」「私のおかげで患者さんは問題解決できた」でもないのです。その人の一生のなかには、気づくことで楽になることもあるかもしれませんが、苦しみをかかえながら症状を出していることが本当の回復過程にとって必要なときも、あるかもしれないのですから。

誰でも何か人の役に立つことはうれしいことです。そのため、看護の仕事や、患者の気持ちを聞くことが、自分自身の人助けの思いを実現する方向に向かっていないでしょうか。そんな自分の思いを優先しているつもりはなくても、結果が早く見たくなってしまって、聞いているつもりで解釈や誘導をしてしまい、相手のありように、そのまま つき合うという大原則を見失ってしまいがちなことは、よくあることです。

その意味でも、患者の人生の所有権を侵さない対応には、看護者自身が自立し、相手を信じてまかせられるゆとりがもてるように、訓練を積む必要があります。

東洋医学にも西洋医学にも、古典的診療として四診があると聞きます。

そのなかで西洋医学の聴（打）診に対比される治療法は、東洋医学では聞診《ぶんしん》になります。前者が聴診器を直接異常と思われる部位に当て、聞き耳をたてて物音を聴き打診するのに対して、後者の聞診は、門があってそこに耳をあてるということで、つい見過しがちな陰に隠れた部分も含めた全体の声を聞こうとするものだそうです。

また、蓮如上人《れんにょしょうにん》の言葉にある「仏法は聴聞《ちょうもん》に極まれり」の「聴」は「ゆりて聴く」つまり「許されて聴く」で、人の話に耳を傾ける際の姿勢を述べていて、また「聞」は、「信じて聞く」で、母《おも》屋《や》から遠く離れた門に耳を当てて、真実の声、声なき声をも信じて聞くことの重要性を説いたものだと言われています。

この意味をとると、まさに看護ふれあい学のすすめる「能動的な聞き方」は、文字通り患者や子どもを含めた相手の声なき心の声にも耳を傾け、相手が、自分の問題は自分で解決すると信じて聞くことを意味しているといえましょう。患者自身の人生の所有権を侵さずに、その心に寄り添うのです。表現された理由のない不安や恐怖に対して、患者を楽にしようと、急いでその認知のゆがみを正そうとしていないか、聞く側が問い直す必要があると思います。

（2）練習が必要

「ゆうべは眠れませんでした」と訴える患者の気持ちをくんで、「眠れなくてつらかったのですね」と対応する看護者のその一言で、患者が安らぐことは多いでしょう。しかし、聞いているつもりでも、患者一人一人の顔や様子をよく見て、無言のメッセージで伝えていること、言葉の裏にある本当に言いたいことを的確につかめるようになるには、練習が必要です。

すぐに身について、「今夜の夜勤はあなたでよかった」と喜ばれる看護者もいるでしょう。反対に、学んだけれどうまく対応できないと、嘆く方もあるかもしれません。もともとこういう聞き方をまったくしてもらえずに、親やまわりの大人たちから、「コミュニケーションをはばむおきまりの対応一二の型」ばかりされて育った人は、まったく新しい聞いたこともない対応を学ぶわけですから、身につけるのに時間がかかって当然なのです。何度も講座で反復練習し、自分を大切に見なおし、肯定できるようになることで、少しずつ相手をありのままに大切に受けとめる心がついていきます。

もちろん、能動的な聞き方を学んだからといって、いつもいつも言葉によるフィードバックが必要かというと、そんなことはありません。患者に対してよき聞き手になろうとするとき、受動的な聞き方である「沈黙・あいづち・うながし（心の扉を開く言葉）」や、「聞いていることを示すしぐさ」も有効です。患者が話しやすいと感じ、聞いてもらっていると思えることが重要なのです。

（3）誰もが自分の問題を自分で解決できるとみなしてよいか

能動的な聞き方が患者を信じて聞くといっても、誰でも自分の問題を解決できるとは限らない、ときには看護者として解決できるように導いてあげる必要があるのではないかと考えがちです。他の人、特に患者の問題解決能力を過小評価してしまうのですが、誰でも自分の問題は、自分で解決できるとみなすほうがよいのです。本人が選び納得できなかったら、本当の解決にはならないからです。

看護者がいつも援助を申し出て、よき聞き手になったとしても、問題の所有者である患者が、そのときに解決しようという気にならない場合もあります。ときには、自分の気持ちを打ち明けるだけで終わり、聞き手のほうがあっけにとられる場合もあるでしょう。

患者「職員の人が私を大事にしない。この間もぶつかりそうになって、点滴にさわったのに知らん顔をして行ってしまったわ」
看護者「びっくりして、嫌な思いをしたのね」
患者「おー、びっくりした」
看護者「そうだったの。今度からどうしたらいい？　私にどうしてもらいたいかな」
患者「もう聞いてもらったからいいの」

こんなふうに話せただけで、気がすんでしまうこともたくさんあります。また、問題が最後まで解決しないのに、話を終わらせてしまうこともあるでしょう。こんなとき、聞き手はがっかりしてはいけません。問題の所有者は後になって、自分一人で解決のプロセスを終了するか、あるいは別の機会に再び聞き手である看護者に、援助を求めてくるかもしれないのですから。

患者が選んだ解決が、看護者が考えている解決と違うこともあるでしょう。しかし私たちは、問題を所有している本人の人生をこちらの思い通りにする資格はありません。たとえそれがまわり道だったとしても、最善ではないにしても、問題をかかえた患者自身が決めていくことです。その意味では、患者を自分とは別の人格を備えた独自の存在として認めることが、聞き手である看護者に求められます。

（4）能動的な聞き方は同意と同じか

否定的な評価や、不賛成を表明せずに、相手のありのままを受容する能動的な聞き方は、患者の否定的な感情を強化し、「あなたがそう感じるのももっともです」「私もあなたの考えに賛成します」「あなたが正しいと思います」ということを伝えることになりはしないかという質問がよく出ます。また、能動的な聞き方をしているつもりで、「嫌なら、やめてもよい」と言ってしまっている間違いもよく見られます。

これは、受容と同意を混同していることから起きています。私たちは、同意するか、しないかを伝えるコミュニケーションに慣れているために、他の人の話を聞いて答えるとき、それが正しいか間違っているか、健全か不健全か、論理的か非論理的かを表す言葉を使います。能動的な聞き方は、「私は、あなたがどんなふうに感じているか聞きます」ということを伝えるのであって、同意や不同意、その気持ちが正しいか間違っているかの評価を伝えるものではありません。「（あなたは）すっかり失望していらのですね」と聞くことは、「私もそれには望みがないことに同意します」と言うこととはまったく違うのです。聞き手はただ、話し手のそういう気持ちが存在することを受容していると知らせるだけです。

このような受容に出会うことが、話し手の武装を解かせるのに役立ち、能動的な聞き方のユニークな効果が現れます。

その結果、否定的な感情が消えたり、おさまったりする可能性も出てきます。しかしここで看護者が注意しなければならないのは、患者が表現する否定的な感情を、能動的な聞き方をして、おさめようと思ってはならないということです。

「能動的な聞き方をすれば、患者が泣かなくなる」「聞いて、わめかないでよいようにする」のではありません。泣くことができるように、激しい感情もありのままに表現できるように心を抱き、受容し続けることなのです。問題の所有者は患者なのですから。

（5）共感と同情（同感）の違い

能動的な聞き方で、本当に共感して聞く難しさは、大変な問題をかかえた患者に接するとき誰でも感じることでしょう。ともすると、共感しているつもりで同情しがちです。

子どもを亡くし、うつ状態でいる人に「悲しいですねー。信じられないことですよねー」と言いながら、かわいそうに、気の毒にと同情してしまっているのです。同情されても気持ちは晴れません。

共感していくのだと頭ではわかっていても、実際の場面では相手の気持ちではなく、自分の「信じられない」と思う気持ちを伝えているだけになってしまっていないか、見直してみる必要があるでしょう。

「気の毒に、かわいそうねという思いは、無意識に自分が優位に立っているのだと気づきました。お年寄りを尊重しようとしながら、私はやさしい看護婦よと主張しやすい傾向にあったことも反省しました」と、講座を体験して、ある看護者は厳しく自分を見直しています。

また、患者の話を聞くことで、看護者自身が過去に同じような経験をし、それが未解決なままの場合、その問題が表面化し、活性化することがあります。そんなときは、自分のそのときの気持ちを重ねて同感してしまい、患者自身の思いを確実にフィードバックできなくなりやすいのです。その意味では、まず自分自身の未解決の問題を解決しておくことが、よき聞き手になろうとするときに大切です。

看護者は共感しているつもりでも、聞き手と話し手の間に、言葉、表情、身振りなどの意味や、強さについて共通の理解がないと、深い感情をわかってもらえたと感じることは難しいでしょう。患者のサインや、その人のリズムをよく観察し、その思いに寄り添うのです。

(6) よい聞き手になるだけでよいか

患者が問題をもち、それが原因で患者自身の欲求を満たせない場合は、よい聞き手にだけなることが大切です。しかし看護の現場では、患者の問題を理解した後で、それを解決するために何らかの行動をとらなければならない場合もあります。患者やその家族が、あなたの解答やとりなしを必要としている場合です。

患者家族「Aナースに吸引をやってみませんかと言われたのですが、これはナースの仕事だし、チューブを口の中に入れるなんてとてもできません」
看護者「そんなことがあったんですか、すみません。当然ナースの仕事です。まれに家族指導ということで吸引をしていただいている家族もいますが、難しいんですね。どうぞいつでもナースコールしてください」
患者家族「でも今は吸引をやっていてよかったです。ナースコールしても、すぐに来てくれないし、取りたいときにすぐ取れたからいいんです」
看護者「そうですか」
患者家族「体を動かすときでも、ぐいっと雑にやるナースがいてかわいそうなんですよ」
看護者「ナースによって、患者さんがつらい思いをなさるときがあるのですね。十分注意していきます。何かあったら、いつでも言ってください」

このように、主任ナースが、いつでもナースコールしてよいこと、注意することを約束してはじめ

て、患者や家族は安心できるでしょう。また、

患者「明日午前中に退院するように言われたんですが、迎えにきてくれる人がいなくて、午後にならないと無理なんですが、どうしたらよいでしょう」

看護者「午後になってもよいかどうか、病室の予定を見てみましょう。午後でも大丈夫ですよ。昼食は用意しましょうか？」

このような、「正当な依存」と呼ばれる場面では、問題解決に必要な情報や判断の材料をもっていない患者が、看護者に解決を求めるのは当然なのですから、能動的な聞き方は必要ありません。「どうしたらよいか困っているのですね」などと聞く対応は、かえって不適切にさえなります。

（7）聞き手になりたくないとき

能動的な聞き方は、患者が自分の問題を自分で解決するのを助ける有効な対応ですが、受容し心から理解しようという看護者の態度を伝える一つの手段にすぎないのです。そのため、もし看護者のほうが、患者の問題を受け入れることができないと思っていたり、理解しようとする気持ちがないのなら、聞くという役を正しく果たすことはできないでしょう。

看護者が急を要する仕事に忙殺《ぼうさつ》されているとき、提出するレポートや記録を作成しているときと

か、別の患者のところへ行かなくてはならないときとか、すぐスタッフミーティングに出なければならないときとかに、ある患者が問題をかかえてやってきた場合、心ここにあらずですから、能動的な聞き方をすべきではないのです。むしろ患者に理由を言って、「今はダメなので、後で余裕があるときに時間をとりたい」と言ったほうがずっとよいのです。

患者が自分の問題解決のステップをたどるのを援助するには、時間だけでなく、看護者の側にも本当の受容の気持ちが必要です。他の人の話を気持ちをこめて正確に聞くには、注意力を集中させる必要があります。看護者自身が、自分の考えに心を奪われていたり、悩みごとをかかえているときは、人の話を十分聞くことはできないでしょう。無理をする必要はないのです。患者は、常に耳を傾けてくれる看護者を望んでいるのではなく、聞き手になれるときに、理解と受容と関心をもって聞いてくれる看護者を必要としているのではないでしょうか。

(8) 聞き手が変化するリスク

能動的な聞き方をする看護者に何が起こるかというと、相手の感じ方、考え方を正確に理解し、一時的に相手の立場に立って考えるようになります。相手の世界観で世界を眺めることは、聞き手としての看護者の意見や、態度が変えられていく危険を冒すことになります。ですから「防衛的な人」は、異なった考えや意見に自分をさらすことが、とてもできません。

一人一人を大切にする効果的なコミュニケーションについては、その重要性ばかりが多く伝えられ、リスクはほとんど語られていませんが、トマス・ゴードン博士は、リーダー訓練法の中でこの点を明確に指摘し次のように述べておられます。

「能動的な聞き方に伴うリスクとは、聞き手にある種の変化が起こることである。相手の思考や感情を正確に理解すると、聞き手は一時的に相手の立場に自分をあてはめ、相手と同じように外の世界を眺める。そのために自分の意見や態度が変わってしまう、という危険があるわけである。物事をとことん理解すると、それによって考えが変わるということがありうる。他人の『経験に触れる』ことによって、自分の経験を再検討するようにせまられるのである」

患者にかかわる看護者として、あるがままの相手を能動的に聞くためには、自分が変化するリスクを負う覚悟が必要です。そのためにも体験学習による訓練を通して、心をつけ相手を信じてまかせるゆとりと、自分自身への安心感をもてることが必要なのです。そのとき、いつのまにか現場で実践し、対応している自分を発見するかもしれません。変わることを恐れない柔軟な心をもち、人間的であろうとする看護者に対して、患者の対応もまた人間的に、より自由になっていくことでしょう。

第一四章　率直な自己表現とは

率直で正直なコミュニケーションを心がける

看護ふれあい学講座では、看護される側に立って患者の気持ちや不安をどう受けとめ、患者が自ら生きる力、病を克服する力、自分自身を受けとめる力を発揮するのを看護者としてどう援助できるかを大切にしています。それと同時に、看護する側がいかに自分の思いや都合を犠牲にせずに、患者との人間関係を築くことに建設的に取り組み、信頼関係につなげられるか、その具体的対応も大切にしています。

患者と看護者が人と人としてふれあい、お互いに心を通い合わせて取り組む看護に、看護者自身が自分を大切にする視点がなかったら、肝心の患者自身も自分自身でいることはできないでしょう。個性を尊重した医療や看護が叫ばれるのなら、看護者も患者もおのおのの思いや、ありようの違いを認めながら、人間として、率直なコミュニケーションを通して接点を見つけていくことが必要なのです。

それにはどうしたらよいのでしょうか。

看護者は、いつも率直で正直な、患者とのよいコミュニケーションを心がけていることでしょう。しかし実際には、ほとんどの人が自分を正直に、はっきりとわかりやすく相手に伝えることができないでいます。本当の自分としてではなく看護者としての役割で、患者に接していることが多いのです。看護の現場では、本音の自分、つまり自分の考えや感情、意見を表に出さないようにと教育されてきたかもしれません。患者に向かって自分を表現すると、それを患者が受け入れられないときは、患者を傷つけることになる。だから看護者は、自分を表現してはならない。患者を優先するようにと教え込まれてきました。本当の自分はほとんど出さないで、患者に接する習慣を確実に身につけ、またそれをよしとされてきたのです。

しかし、看護者が、自分の気持ちや欲求を患者に伝えずに、患者が言ったり行ったりすることにどう反応すればよいかばかりに時間とエネルギーを使っていると、看護者の欲求が満たされることはほとんどありません。そのうえせっかくのその努力は、無視されたり、意に反する余分な仕事を押しつけられたりする結果を生む危険さえあります。

看護ふれあい学講座を学んだ受講生の感想を聞いてみましょう。

「看護ふれあい学講座を学んでみて、自分の欲求を知ることがどんなに大切かを知りました。自分という人間をわかっているようで、あまりわかっていない、つまり自分は今どうしたいのかということがわからないことに気がつきました。自分に正直に生きることはとても素敵なことだと思いましたが、

それと同時に自分で責任をもたなければならないという重さも感じました」（Sさん）

「自分で自分をコントロールできていないのに、人や物事のせいにしていた自分が、とても恥ずかしく思えます。気づかないうちに他人を傷つけてきたことも少なくないだろうし、逆に一歩前に踏み出せなくて、後悔することも多かったのです。『なんで私ばっかり……』と思うこともありましたが、それらの原因はほぼすべて自分のなかにあったとわかりました。〝正しい自己表現を知らず、自己責任を恐れて前に進めない、理想と現実のギャップに苦しみ、さらに他人を傷つける〟これでは人生に満足できるはずがありません。正しい自己表現は決して自己中心的にもならず、他人も傷つけないと知ったことで、争いを避けるために演じてきたいつわりの自己と本心とのジレンマに苦しまなくてもすむのです。少しずつ自分を表現していって、自分の心に正直に生きていけるようになりたい。そうすれば、いつか自分の人生に満足できる日が来るはずです」（Yさん）

このような気づきから主体的で責任ある、自分も相手も生かす看護への一歩を踏み出せるのです。

相手の権利や欲求を侵害せず、自分の感情や欲求や考えを表明

（1）他の人に自分を語る

第一章に紹介した「人を助ける人間らしい職業」「暖かい心をもち続けられる仕事」「自分が成長できる素晴らしい職業」という夢も、自己犠牲の上に立っていたのでは本当の意味での実現はできません。もちろん看護の仕事は出会う患者一人一人を大切に、その人の生命を輝かせる手伝いをするも

のです。しかし看護者自身もまた、かけがえのない自分の生命や思いを大切に生きる権利をもっています。まず、自分自身が輝き、みんなとともに生きてこそ、本当の看護ができると言っても過言ではありません。

そのためには自分が何を求め、何を欲しているかを自覚し、対等の人間として患者にはっきりと伝え、相手のことも尊重していることを示しながら、自分の欲求を満たすために自分から行動を起こすことが大切です。

看護ふれあい学がすすめる率直な自己表現は、相手の権利や欲求を侵害することなく、自分の感情や欲求や考えを表明します。思いやりがあり、気持ちと行動が一致している正直な表現です。このような自己表現を身につけ、自分の考えや感情を言葉で表現する勇気と能力をもつと、患者に看護者のことを知ってもらうことができ、協力が得られやすくなります。スタッフ間の人間関係にも同じことがいえて、心を通い合わせて治療や看護に当たることができるようになっていくでしょう。

他の人に自分を語ることによって、自分の欲求、意見、考えを深く見つめることができ、自己理解が深まって自分と親しくなれるのです。

（2）率直に、正直に自分の感じたことを表現する

自己表現のもう一つの利点は、「今、ここ」を生きることができることです。常に自分をしっかり見つめることができると、「今、ここ」での自分の欲求を満たせ、過去や未来に縛られることがなく

なります。看護の現場では、「今、ここ」に、確実に対応していく必要があります。自分にとって大切な問題について、率直に、正直に自分の感じたことを表現できると、適切な対応につながり、自己評価が高まっていきます。実際に行動できるようになると、看護を通して自分をも新しく生き生きと発展させるチャンスを創り出し、まわりの人とともに成長していく生き方につながっていくでしょう。

看護者がすすんで自己表現すると、患者も自己表現しやすくなります。その結果お互いにわかり合えて、関係が深まり、患者自身も率直な自分を肯定できるようになるに違いありません。

自分を隠したり、いつわったりすることなく、ありのままで接する看護者は魅力的です。表面的に現れた症状だけでなく、自分の内部に感じられる症状を患者が表現できるためには、話しやすく受けとめてもらえることが重要です。それと同時に、いかに話せば、自分のことが相手にわかりやすく語れるかという模範が示される必要があるのです。看護者の自己表現の模範は、患者自身が正直に、自分にしかわからない情報を臆《おく》せず言語化できるようにし、治療やケアに自ら参与して、医師や看護者の判断にデータを提供する意欲と喜びも生むことでしょう。このことが患者をパートナーにした、本人に役立つ医療や看護につながる可能性をもっています。

看護ふれあい学講座では、率直な自己表現を「わたし」を主語に語る「わたしメッセージ」の形で学びます。健康教育でも、患者がどういう言葉で医師や看護者に伝えられるようにするかが問われていますが、まず看護者や保健婦が自己表現を学び、実践して模範を示し、影響を及ぼしていくことが大切なのではないでしょうか。

看護ふれあい学が提唱する「ふれあいマインド」（注1）は、看護者による患者理解と、患者による看護者理解の両方を可能にし、人と人との心が通い合うかけ橋をかけていこうとするものです。

注1　**ふれあいマインド**……看護者が患者を一方的に理解することを強調したカウンセリングマインドに対して、看護者による患者理解と、患者による看護者理解の二本の柱が看護に不可欠とする考え方。すなわち、患者と看護者の相互理解がふれあいマインドであり、看護の基本であるとする、看護ふれあい学講座の底を流れる哲学。

第一五章　問題なし領域で患者に送る「わたしメッセージ」

「わたし」を主語に語ろう

ここでもう一度「行動の四角形」(第三章)を思い出してみましょう。

これまでに、患者が問題をかかえているサインを出しているときに、「能動的な聞き方」で、看護者は患者の問題を減らす手助けができることを学びました。手助けの結果、四角形の中の一番上、患者が問題をもつ領域は小さくなり、問題なしの領域が広がりました(**図1**)。

問題なし領域は、患者にとっても看護者にとっても問題がないため、患者の心身を安定した状態に置き、自己治癒力を高めることができるうえ、もっともコミュニケーションがしやすく、双方の理解を深めるのに最適の領域ということができます。

「ともすると、何か問題はないかと患者の問題をさぐり、また看護者がかかえる問題を出し合って看護介入を考えていましたが、問題なしのときに、積極的に看護が行えることをあらためて確認しました」というK婦長の言葉のように、問題なし領域を生かすと、より積極的に心の通い合ったふれあいの看護が可能になります。

図1　行動の四角形

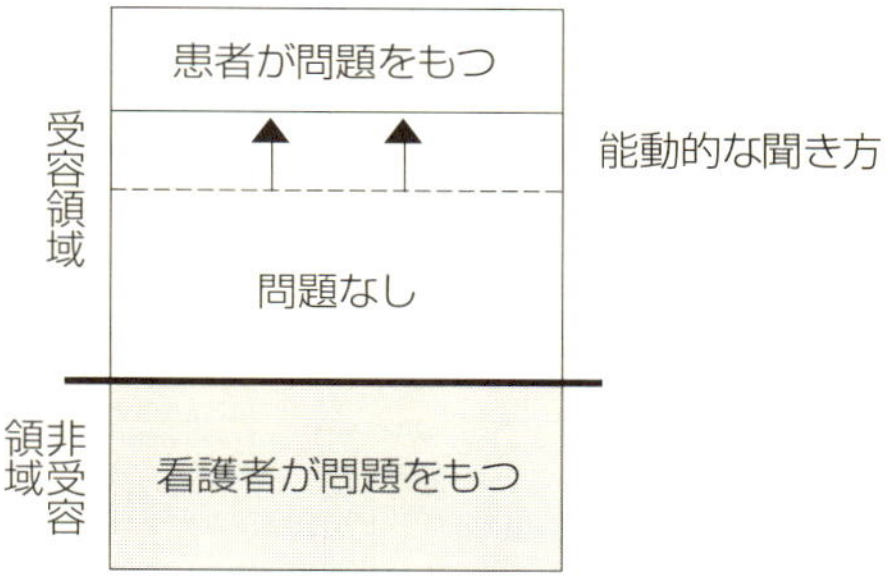

看護者からの自己表現は、「わたし」を主語に語る「わたしメッセージ」の形をとると、話し手が実際に感じていることを述べるので、言葉と表情、身振りが一致した率直で正直な表現となります。また自分の心の中だけを表現し、相手の行動がよいとか悪いとかいった評価・判断を下さないのも「わたしメッセージ」の特長です。そのため受け手にとっては受け入れやすく、誤解の生じにくい表現法といえますし、相手に理解されることで確かな手応えを得ることができます。

「わたしメッセージ」は、周囲の人々とのコミュニケーションが円滑に行われるために有効なばかりか、自分の人生を楽しく主体的にするための、一つのキーワードといってもよいでしょう。

問題なし領域で伝えられる「わたしメッセージ」は、次の四種類に分類することができます。

「宣言のわたしメッセージ」
「肯定のわたしメッセージ」

「返事のわたしメッセージ」

「予防のわたしメッセージ」

看護者を身近に感じられる「宣言のわたしメッセージ」

「宣言のわたしメッセージ」は、自分自身や自分の思いについて、内面の真実を相手に伝えるメッセージです。自分が今経験していること、それをどんなふうに感じているかを相手に知らせます。

「私の故郷は北海道なんですよ」とか「私はジャイアンツのファンなの」とかいった、何げない会話も「宣言のわたしメッセージ」の一種です。こんな会話から、患者と共通の話題が見つかって話がはずんだり、無口だった患者の言葉が増えたりすることがよくあります。自分を語ることで、一人の人間としての看護者を、患者が身近に感じ始めるのです。そのため、相手も率直な態度で接するようになり、患者との人間関係はさらに深まるでしょう。

散歩のとき、雲一つない青空の美しさに感動した看護者が、思わず叫んだ「きれいだわ」「気持ちいいなあ！」という言葉に反応して、それまでいつも無表情・無感動だった患者（男性八四歳）が「ああ、本当に日本晴れなんだね」と表情をほころばせたというような例も報告されています。

この看護者は、「患者さんは認知症で、感性も失われていると言われていましたが、失われていたのではなく、実は休眠中だったのですね」と感想を述べています。休眠中の感性を目覚めさせたのは、ほかでもない看護者の人間味あふれる素直な感情表出でした。

さらに看護者は、看護に関する「宣言のわたしメッセージ」を意識的に伝えることによって、相互理解を深め看護活動に生かすことができます。

「私たちは、こういう気持ちで看護（治療）にあたっているのです」

「私たちの看護（治療）方針はこういうことを大切にしているのでこれこれです」

これらを患者に伝えることは、患者の看護者への協力をうながし治療への意欲が刺激できます。

（1）患者に協力したい看護者の気持ちを伝える

〈状況〉C型肝炎の治療のために入院しているKさん（男性四〇代）は、がまん強い性格です。副作用で苦しいことがあっても、がまんして看護者に本音を言いません。看護者は、Kさんにもっとリラックスして治療に臨んでほしいと思っています。

看護者「私ね、Kさんがもっと楽に治療を受けられるように協力したいの」
Kさん「私に協力してくださるんですか」
看護者「だって自分の病気を受け入れて、早く会社に復帰しようと努力している姿を見ていると、あがんばっているんだなあ、早くよくなってほしいなあと、こちらも思うんですよ」
Kさん「えっ！　わかります？　やっぱり会社のこと、家のこと、気になりますもの」
看護者「でも退院を急ぎすぎて、再入院なんていうことがないようにしましょうね。しっかり治して帰ってもらったほうが私たちもうれしいもの」

Kさん「そんなに思ってもらっていたなんて、知らなかったですよ」
看護者「しんどいことがあったら、遠慮なく言ってくださいね。がまんしてばかりいるのは精神衛生上よくないし、見ているほうもつらいですから」
Kさん「ありがとうございました。気分が楽になったみたいです」

Kさんとともに体験を分かち合おうとしている看護者の気持ちは、思っているだけではKさんの心に届きません。「宣言のわたしメッセージ」を伝えることによって、患者は看護者の人となりや思いをよく知り、理解することができるのです。そして心が通い合えば、「退院を急いだりがまんしすぎたりすることがないようにしましょう」という指示も素直に聞くことができて、効果的な看護につながります。

「宣言のわたしメッセージ」は、個人が感じたこと、考えたことを言い表すだけなので、相手に反発されにくいのです。しかし人と人とのコミュニケーションは細切れではなく、常に流れがあります。問題なし領域のつもりで話を始めたのに、「宣言のわたしメッセージ」で自分を語ったために相手の反発を買い、流れが変わってしまうことも起こり得ます。

「私、演歌が好きなの」と言ったとたんに眉をひそめられ、「やだ、あんなしめっぽいの。私はやっぱり、ロックがいい」と言われるかもしれません。

人それぞれ好みは違って当たり前ですから、こんなときには、「ああ、あなたは元気のいいロックが好きなんだ」と、「能動的な聞き方」で、相手の言い分を理解したことを示しましょう。

自分の言いたいことを告げる、相手の思いを受け止める――こうして対話は成り立っていきます。

次は二年目の若い看護師の報告です。

「宣言のわたしメッセージを学んだおかげで、『ベテランを呼んで』と言われなくてすむようになりました。なぜ患者さんがこの検査を受けなくてはならないかを話して説得するのではなく、『この検査で一番よく見ることができるんです』、『痛みを取るのに有効だと思うから、この治療を行うのですよ』と、こちらがどう思っているかを伝えるようにすると安心されます。『こんな検査、受けたくない』と反発する患者さんの疲労感や不信感を、『検査で待たされて疲れましたね』と、能動的な聞き方に切りかえて聞く一言をかけるかどうかで違ってきました。患者さんのほうから『今日は終わりで安心したよ』と返ってきます。

上咽頭癌で入院中の一〇代の患者さんの前では、何も言えないでいました。そのつらい気持ちを受けとめるのは、患者さんの思いを考えたら、同じ重みの言葉をかけるのはとても無理でした。でも、こちらの方針と、患者さんへの思いを『宣言のわたしメッセージ』で口に出すことはできます。患者さんの状態がよい、『問題なし』のときに一つ一つ思いを伝えていくうちに、小さなことで患者さんが問題をかかえた時のサインを、能動的な聞き方で受けとめることが、だんだんできるようになってきました。今、彼は自宅療養中ですが、再入院して来られても、きちんと向き合えると思っています。

放射線科の治療を見ながら、医療者側の治療方針の明確な提示と、どのレベルまで患者さんが望んでいるかを十分に聞くことが必要だと感じています」

この報告に、宣言のわたしメッセージの可能性と必要性を教えられた思いがしました。

温かい心を通わせる「肯定のわたしメッセージ」

人間同士、お互いに交換し合えるもっとも素晴らしい贈りものの一つは、相手の言動によって、こちらの気持ちがなごんだとき、感謝したくなったとき、安心したときなどに、その喜び、楽しみ、温かさ、うれしさなどをその人とともに分かち合うことです。相手への評価ではなく、それを「私はこう感じている」と伝えるのが「肯定のわたしメッセージ」です。

重症だった患者がベッドに起き上がれるようになったとき、誰しも「よかった」と思うことでしょう。あるいは、病床にあっても常に身づくろいに気をつけ、身辺の整理に気を配っている病人には、頭のさがる思いや、さわやかさを感じることでしょう。

「元気になられて、私、本当に安心しました」

「身のまわりに気を配っておられて、このお部屋に入ると私の気分まで晴れ晴れしてきます」

こんな言葉で、看護者自身が感じたことを表現してみましょう。相手にとって、看護する側がどんな肯定的な思いをしているのかを知ることは、意味のあることです。「わたし」を主語とすることで、人としての看護者のあたたかい思いが、患者に伝わります。

私たちは、日常生活のなかで肯定の気持ちを案外頻繁に口にしているのですが、振り返ってみると、たいていは主語が「あなた」になっていないでしょうか。

「元気になられて、（あなた）よかったですね」
「仕事をきちんとやれるようになって、（あなた）立派になったのね」
「いつも身ぎれいにしていらして、（あなた）お偉いですね」

もちろんお互いに問題のない状態で、あなたを主語に相手をほめることが、お互いの関係に悪影響を及ぼすことは少ないでしょう。しかし、「あなた」が主語だと、純粋にほめたつもりなのに「偉くなんてありませんよ」と、お世辞や皮肉に受け取られたりするときもあるかもしれません。

誤解のない、温かい人間関係を築くために、照れくささがらず、積極的に「肯定のわたしメッセージ」を発信してみましょう。自分のなかに起こってくる肯定的な思いを確認することは、自分自身をも充実させていくことにつながります。

（1）検査結果を患者とともに喜ぶ

〈状況〉長いこと血糖値が高かったMさん（女性七六歳）ですが、今回非常によい数値が出ました。

結果を報告するときに、肯定のわたしメッセージで自分（看護者）の気持ちもこめてみました。

看護者「Mさん、検査結果がとってもよくなっていて、私、すごくうれしかったわ」

Mさん「そう！　よかった。ありがとうね」（と言って、抱きついてきた）

「（あなた）よかったですね」にとどまらず、看護者自身の「私もうれしい」という言葉が、患者をいっそう喜ばせました。Mさんは体が不自由だそうですが、その不自由な体でニコニコと抱きついてきたとき、Mさんのうれしい思いがいっぱい伝わってきて、以前は多少苦手意識のあったMさんが身近に感じられるようになったということです。

（2）ようやく指示通りに服薬するようになった患者に
〈状況〉Sさん（男性七八歳）は、服薬が確実でなかったために、熱が上昇したり肺炎が悪化したりして入退院を繰り返していましたが、最近、ようやく指示通りに薬を飲むようになりました。
看護者「このところ薬をちゃんと飲んでくれているので、熱も安定しているし、肺音もいいし、ホッとしたわ」
Sさん「ああよかった。じゃあ今日は受診しなくて大丈夫だね」
看護者「そう。私も受診介助しなくていいから、忙しい思いしないですんで助かったわ。ありがとう」

看護者と患者の間では、どうしても世話をする側、される側という関係が、交わす会話や態度に表れがちです。「ありがとう」を言う回数は圧倒的に患者のほうが多く、看護者はめったに「ありがとう」を言わない——それが一般的と思われていないでしょうか。

しかし、実際には、患者に困らされる場面が多々あると同時に、看護者は、患者の協力的な態度に助けられたり、感謝したくなったりすることもたくさんあるはずです。

「肯定のわたしメッセージ」は、看護者と患者の間に、より親密で温かい心の交流を生じさせます。看護者が抱いている肯定的な思いを患者が受け取ることは、患者の気持ちを明るくしますし、それが看護する側への配慮や協力へもつながることでしょう。

患者が子どもの場合、

「今日はご飯、全部食べたんだね。安心したわ。私、うれしいな」

というような看護者の表現は、「(あなた) 偉かったね」というほめ言葉より、はるかに子どもの自信とやる気を育てます。なぜなら、「自分」のしたこと、「自分」の存在が、人を喜ばせ、安心させているのですから。

一方的に助けられている、一方的に面倒を見てもらっているだけで、人の役に立てない立場にいることはつらくて寂しいものです。誰でも人から感謝される、人に喜んでもらえることは、大きな励ましや喜び、さらに生きる意欲にもつながるでしょう。

また、患者以外、例えば、同僚、医師、医療スタッフ、介護者、患者の家族などとの間でも、「肯定のわたしメッセージ」は大きな助けとなります。

（3）急患に駆けつけた、隣の病院の当直医に

〈状況〉特別養護老人ホームで、夜間、入居者の一人がけいれんを起こしました。看護者はホームの隣にある病院の当直医に診察を依頼したところ、当直医がたまたまホームの担当医であったので安心しました。

看護者「先生が当直医でいらしたので、ホッとしました」

（診察・指示が終わり）

看護者「先生が快く来てくださったので、とってもうれしく、助かった、という思いでいっぱいです。ありがとうございました」

医師「僕は迷惑だよ。（ニコニコしながら、冗談めかして）ま、また何かあったら連絡ください」（手を振って帰る）

自分がどれほど救われた思いをしたかを表現してみたところ、医師は普段にない笑顔で指示を出してくれたそうです。看護者同士や医師との間の「肯定のわたしメッセージ」は、治療をはじめとする共同の業務を、協力し合ってスムーズに行ううえで、大変効果があります。

こちらから伝えるだけでなく、患者から賞賛《しょうさん》や肯定のうれしい言葉が看護者に送られてきたときは、素直に喜び、そう言われてうれしい気持ちを伝えましょう。

つい照れてしまって謙虚なつもりで「いえいえ、そんなことは」と否定した言い方になると、相手はうれしくないのかと思ったり、自分の気持ちが伝わらないもどかしさを感じたりするのではないでしょうか。

看護者自身が、ときどき自分に「肯定のわたしメッセージ」を送って、自己肯定感を高めておくのもよいかもしれません。外にある基準に照らした結果の自己評価ではなく、自分の心の基準でがんばっている自分を認める言葉です。自分とのコミュニケーションを大切にして自分を肯定できると、相手を肯定する言葉も口にしやすくなります。

気持ちよく「いいえ」と言える「返事のわたしメッセージ」

日本人は「いいえ」と言えない、あるいは言いにくい傾向があると言われています。特に看護者は、患者から何か頼まれたとき、相手は病人なのだから、自分は健康な看護者なのだからと、つい無理をしてまで患者の意向や都合を優先してしまうことが多いのではないでしょうか。

患者にとって自分の欲求が満たされることは、精神的な安定につながり、結果的には病と闘ううえでプラスの影響を及ぼします。同様に、看護者も自分の欲求が満たされてこそ、よい看護活動ができるのです。逆にいうと、欲求が満たされない状況では、看護者はイライラしたり不愉快になったり、またそれが表情に出たりして、患者も自分もイヤな思いをすることになります。

病床にある人は、看護者の表情を読むことに長《た》けています。自分の依頼に看護者が「はい」と答えて実行してくれたとしても、もしそれが心からの「はい」でない場合には、病人は、看護者のいらだちや不快を敏感に読み取って、気をつかったり落ち込んだりするものです。

患者やその家族、または介護人などからの頼みであっても、理由があって自分が今それをしたくない、できないと思うなら、はっきり「いいえ」と表現しましょう。結果的には、しぶしぶ「はい」と答えるよりも、また、「はい」と答えながら実行が伴わないよりも、はるかに快適な状況が生まれるはずです。

もし余分な仕事まで引き受けて、さらに忙しく苦しくなっているとしたら、それは「患者への奉仕と義務が一番重要である」という看護者の神話に縛られて、主体性を失い、一人の人間としての自分自身に対する義務と責任を見失ってしまっているからではないでしょうか。

自分が何をしたいのか、それはなぜか、どうしたらできるのかを考え、自分で満足できるかかわりを選びながら、看護者自身の人生を意義あるものにすることができるはずです。

大切なのは、自分への思いと、患者への思いやりが、快適なバランスを保っていることなのです。

患者に何かを頼まれ、それを断りたいときのコミュニケーションの方法として、「返事のわたしメッセージ」があります。これは、本当に「いいえ」と言いたいときに、自分の意志決定や言動に自分で責任をもって、本心を伝えることです。

「返事のわたしメッセージ」は、①断る自分の意志を「わたし」を主語に表明すると同時に、②断りたい理由、または引き受けたら看護する側または自分にどういう影響があるか、つまり「いいえ」の理由を簡潔に説明する二部構成で言うと効果的です。

「いいえ、今日は予約がとれません。一週間前から予約していらっしゃる方でいっぱいなので、お入れすると十分な治療ができなくなってしまいますから」

断る意志だけを伝えることもできますが、このようになぜ断ることにしたのか理由を説明すれば、相手を尊重する気持ちが伝わり、拒否されたとか、十分看護をしてもらえないと患者に感じさせずにすみます。

もう一つ大切なのは、「いいえ」と言った後には、言われた相手の気持ちに耳を傾けるということです。具体的には「能動的な聞き方」で相手の思いを受け止め、自分だけが自己主張するのではなく、相手にも配慮していることを知らせます。

このように、「わたしメッセージ」で自己表現した後、その表現への相手の抵抗や気持ちを「能動的な聞き方」で聞く、「切りかえ」が、どの「わたしメッセージ」にも必要です。

（1）昼寝をじゃまされたくない

〈状況〉昼食後、休憩しようと休憩室に向かう私（看護者）に、老人病棟のDさん（女性七七歳）

ます。
が後についてきて話しかけます。Dさんはいつも自分の部屋で寝たがらず、看護者を手こずらせてい
Dさん「ねえ、お話ししようよ」
看護者「私、今は疲れているから、ひと寝入りしたいの。元気が出たら、お話ししましょう」（返事のわたしメッセージ）
Dさん「じゃ、あたしも一緒に寝るよ」
看護者「一緒に寝るのね。（能動的な聞き方）でも私、一人で寝たいの。二人じゃ窮屈でいやなのよ」（返事のわたしメッセージ）
Dさん「そうか。それじゃ、あたしも一人で寝よう」（自室へ行く）
看護者「ありがとう。助かるわ」（肯定のわたしメッセージ）

看護者は、Dさんの「お話ししたい」「一緒に寝たい」という二つの依頼を、「返事のわたしメッセージ」を伝えた後「能動的な聞き方」に「切りかえ」て、無理なく断ることができました。そのうえ、普段は自室で寝たがらないDさんが、素直に自室へ向かうという変化も見せています。

そのことを感謝した「肯定のわたしメッセージ」によって、Dさんは看護者を助けられた自分を肯定しながら安心して眠りにつけたでしょう。Dさんのリクエストに対して「それはダメ」と答えていたら、結果はまったく違っていたかもしれません。

ます。

（2）患者からのお礼を断る

〈状況〉交通事故で入院した患者の家族が、世話になるお礼にと商品券とテレホンカードをもってきます。

家族「お世話になりますが、どうぞよろしくお願いします」（品物を渡そうとする）

看護者「いいえ、申し訳ありませんが、受け取れません。受け取ると、特別な待遇をしなければならないような気がして、負担に感じるからです」

家族「いや、そんな大げさなものじゃありません。ほんの気持ちです」

看護者「そのお気持ちだけ、ありがたくいただきます」

家族「そうですか。そうおっしゃるなら……」

「そんな心配はなさらないでください」と言う断り方で断りきれずに、押し問答になりがちな場面です。この場合も自分がどう感じるか、どう困るかを表現することで断る意志が明確になり、しかも相手に反感を抱かせないですみました。

返事のわたしメッセージで率直に断れるようになると、言葉を大切にするようになり、相手への思いも変わってくる可能性があります。次の助産師の感想がそれを物語っています。

「初めてのお産なので、心配でついていてほしいと頼まれても、仕事がたくさんあって無理なとき、今までは『まだ大丈夫よ』とパッと離れていましたが、『今からほかの患者さんの点滴をはずしに行きたいし、これとこれがあるから離れます』、『一人じゃ心配で、ずっとそばにいてほしいんですね。○時には来ますから。もし何かあったら、ブザーを押せばすぐ来ます』と、言葉多く説明するようになりました。そうすることで、実際にずっとついていなくても、妊婦の不安を軽減する、同じ看護ができるのではないかと思っています。また、率直に断れるようになると、がんばって待っていた患者さんに、今まで以上に肯定的な気持ちをもてるようになってきました」

また、「返事のわたしメッセージ」によって、自分のことと、相手のことを考えるバランスを保てるようになると、自分を肯定し、前向きになることができます。看護学生のAさんが次のような感想を語っています。

「今、自分自身で気づいていることは、私は一年前とはまったく違う人間だということです。一年前の私は、自己主張もはっきりせず、人に気をつかってばかりいました。それが今では、嫌なことは嫌と断り、よいことはよいとはっきり言えるようになりました。

いつも、このままではダメだと自分で思っていながら、『嫌われたら怖い』という気持ちが知らず知らずにあったのが、今はそういう気持ちもほとんどなくなりました。周りに気をつかうことと、自分を殺すことは、まったく別だということに気づきました。断ることも、『いいえ』と言ってしまえば何てことはないのです。自分の本当の気持ちを相手に理解してもらうために、嫌われることを恐れず、自分の主張を大切にしたうえで、相手のことも考えていきたいと思います」

相手との関係をこわさずに断ることができるようになると、相手から断られることを恐れなくなるという利点も生じます。「返事のわたしメッセージ」は、相手からの依頼を引き受けることでこうむる自分への影響や理由を語って、「いいえ」と言うだけで、依頼した相手を否定したり、非難したりしません。

この対応が身につくと、患者にケアの申し出を断られても、看護者である自分が拒否されたのではなく、「その対応が、受け入れられないと言われただけだ」と思えるようになります。そのため、「無理なのですね」とか「必要ないのですね」と、相手の断りたい気持ちを受容して理解を示せるように、自然になっていくでしょう。単に別の対応を考えるか、時期を待てばよいだけなのですから。拒否に合わないようにしようとするむだなエネルギーを使わずにすみ、逆に親切の押し売りになってしまうこともなくなります。

トラブルを未然に防ぐ「予防のわたしメッセージ」

他の人たちの協力が欲しいときに、それを前もって知らせる方法が「予防のわたしメッセージ」です。診察、検査、治療、手術——医療の現場には、患者にとって慣れないこと、初めてのこと、不安なことが山積しています。「予防のわたしメッセージ」は、これから行う治療や看護の手順や行為が具体的に患者にどう影響するのか、あるいは患者にどのようにしてほしいのかを、あらかじめ知らせ、誤解やトラブルを未然に防ぐとともに、患者からの協力を得やすくするのに役立ちます。

本来、人間関係は、お互いの立場が入れ替わったり変化したりするのが普通です。あるときは自分（看護者）が相手（患者）を助ける側になり、またあるときは、相手（患者）に助けを求める側になることもあります。それが無理のない関係なのです。自分が何をどうしてほしいのか、相手に明確に伝えることができれば、相手は進んで協力してくれるはずです。

「予防のわたしメッセージ」は、①看護者の自己表現——何を望み、何を求めているのか、②理由——なぜそれを望むのかを、非受容の状態になることを避けるために、問題なし領域で意識的に伝え、前もって患者の準備を促すことができます。率直さと誠実さを基礎とした、健全な人間関係が保てる利点があります。

（1）検査後の注意事項を理解してもらうために

〈状況〉腰痛のため、脊髄造影の検査を翌日に控えて入院してきた患者（男性四〇歳）に、検査後の注意をします。

看護者「検査の後は、明朝、先生の回診で許可が出るまでは、安静にしていただきます。お小水もベッドの上で採らせていただきますよ」
患者「えーっ、そんなに大変な検査なんだ。ちっとも知らなかった」
看護者「検査自体は、背中に造影剤を注射してレントゲン室で台に寝ているだけなので、そんなに大変ではないんです。でも頭を振ったり早くから歩いたりすると、注射した造影剤が頭のほうへ回ったり、髄液が注射したところから漏れたりして、その後何日も不快な思いをすることがあるので、大事をとっているだけなんです」
患者「そうなんですか。わかりました」
看護者「おトイレへ行きたくなったときや具合が悪いときには、遠慮せずにこのブザーを押してくださいね。すぐまいりますから」

もともと歩行できる患者は、検査後ただ安静にするように言われても、「少しぐらいなら大丈夫」と勝手に判断してしまったり、看護者に遠慮して自分でこっそりトイレへ行ってしまったりすることがあります。安静にしていないとどういうことが起こるのかを具体的に説明し、どうしてほしいか伝えることで、患者の理解と協力が得られ、結果的に患者を守ることになります。

（2）初めての場面で患者を怖がらせたり、びっくりさせたりしないために
「予防のわたしメッセージ」で、治療の結果生じる症状を伝え、患者が驚かずに対処できるようにし

て、予期せぬ対立を少なくすることができます。例えば歯科衛生士の次のような言葉です。
「次回は、人工歯根を埋め込むインプラント治療の予定です。下顎ですので、一週間くらい表にアザができたり腫れることがありますから、治療後しばらく大事な予定のないときに、予約をおとりしたいのです」

また、入院時や退院後に関するムンテラに、「予防のわたしメッセージ」と患者の思いを切りかえて聞く対応を加えれば、患者はもっと安心でき、コミュニケーション不足による対立も防げるでしょう。

〈状況〉入院後に、検査のために、採血をすることになっていますが、A看護師が、翌朝採血しようとしたら、Bさんが暴れて、大変な目に会ったと師長に報告してきました。
A看護師「採血しますから、腕を出してください」
Bさん「なにするんだ！　こんなところに入れられて、年とって体も弱っているのに」
A看護師「すぐすみますから、大丈夫ですよ」
Bさん「血だって少なくなっているんだから。これ以上取られてたまるか」
A看護師「……」
——師長に報告する。
A看護師「Bさんが暴れて採血させてくれません」

師長「昨日のうちに、入院したら採血することを言っておいた？」
A看護師「言ってません」
師長「朝いきなり針を持って行ったら、びっくりしてしまうわね。前もって『入院の時、検査のために血を採ることになっています、血液のデータで、Bさんの体の状態を見て、きちんと健康管理をしたいから』と言っておけば、安心して受けられるはずよ。昼食前に予防のわたしメッセージでもう一度言ってみてごらんなさい」
A看護師「あ、そうか。それはそうですね」
――その後、師長に報告に来て、
A看護師「Bさんに採血したい理由をちゃんと伝えたら、『なんだ、そういうことだったのか。どうもどうもありがとうございます』って、逆にお礼を言われてしまいました」

（3）受容できない行動を患者がしないように
「予防のわたしメッセージ」は、これまで看護者が欲求を満たすのをさまたげられたことのある人に対して、こちらの欲求をきちんと伝えたいと思うとき、大変役に立ちます。

「九時に予約をおとりしました。診療時間は一時間ぴったりかかります。一〇時から、別の患者さんの予約が入っていますので、時間をずらすことができません。あなたの治療が十分行えるようにしたいので、遅れずに来ていただきたいのです」

このように、なぜそうしたいかの理由を、威圧的、攻撃的に聞こえないように伝えることで、患者の協力や自覚をうながすことができます。

「予防のわたしメッセージ」が効果を発揮するには、次のことが必要です。

①自分が何を、なぜ求めているのかわかっていること。
②自分の欲求を満たす責任は、自分にあること。
③協力を頼みたい人に、自分の欲求を率直に伝えること。
④相手が防衛的になったら、切りかえて聞くこと。

（4）誤解をさけるために

「予防のわたしメッセージ」は、欲求を知らなかったり、はっきりわかっていないために生じる対立や緊張を未然に防ぐことができ、親しい人との間にも起こり得る誤解が避けられるという利点があります。

「スタッフミーティングのために、あなたと打ち合わせをする時間をとりたいの。打ち合わせをしておけば、安心して意見が言えるでしょう。」

「IVH挿入中の管理について、点滴の速度とか挿入部位とかを注意して観察して、わからないことがあったら何でも聞いてきてほしいんです。わからないままにして、患者さんにとって大変なことになっては取り返しがつかないから。知らないことを最初に聞くことは、とても大切だし、恥ずかしいことではないと思っています」

看護者の正直な、裏表のない態度は、スタッフや患者のモデルになり、相手も同じような態度をとるようになっていくでしょう。スタッフ同士が自分の欲求に責任をもち、率直で健全な人間関係を築いてこそ、効果的なチーム医療につながります。

一方、患者本人や患者の家族も「予防のわたしメッセージ」で医師に伝えれば明確な指示や協力が得やすくなることは言うまでもありません。

患者の側が医者を選択する時代になっています。自らの責任で選択するからには、看護する側はもとより、患者やその家族の自立が問われます。

この看護・介護ふれあい学講座で学ぶ自己表現のメッセージは、一人一人が自分自身の健康と人生の主人公になって、各自がいきいきと生き、互いに心を通い合わせるコミュニケーションなのです。

第一六章　非受容領域では、「対決のわたしメッセージ」を

「看護者」にも受け入れられないことがある

これまで述べてきたのは、看護者にとって受容できる領域での対応でした。「手術を前にした患者が不安がっている」というような、相手が問題をもっている場合は、看護者は「能動的な聞き方」で相手が自分で問題を解決できるように援助し、患者・看護者の両者ともに問題のない領域では、四種類の「わたしメッセージ」でさらに患者との人間関係を深めることができました（図1）。

さて、「行動の四角形」の一番下には、看護者が問題をもつ領域があります。患者の行動が看護者に問題を引き起こしている、看護者の非受容領域です。この領域では、困っているのは看護者ですから、看護者が積極的に問題を解決していく方法を身につけて、受容線を下げる、つまり非受容領域を小さくする必要があります。

前にも触れたように、「行動の四角形」の受容線を上下させる（非受容領域を大きくしたり小さくしたりする）のに、「相手」「環境」「自分自身」の三つが影響しています。これらのいずれかが変わ

図１

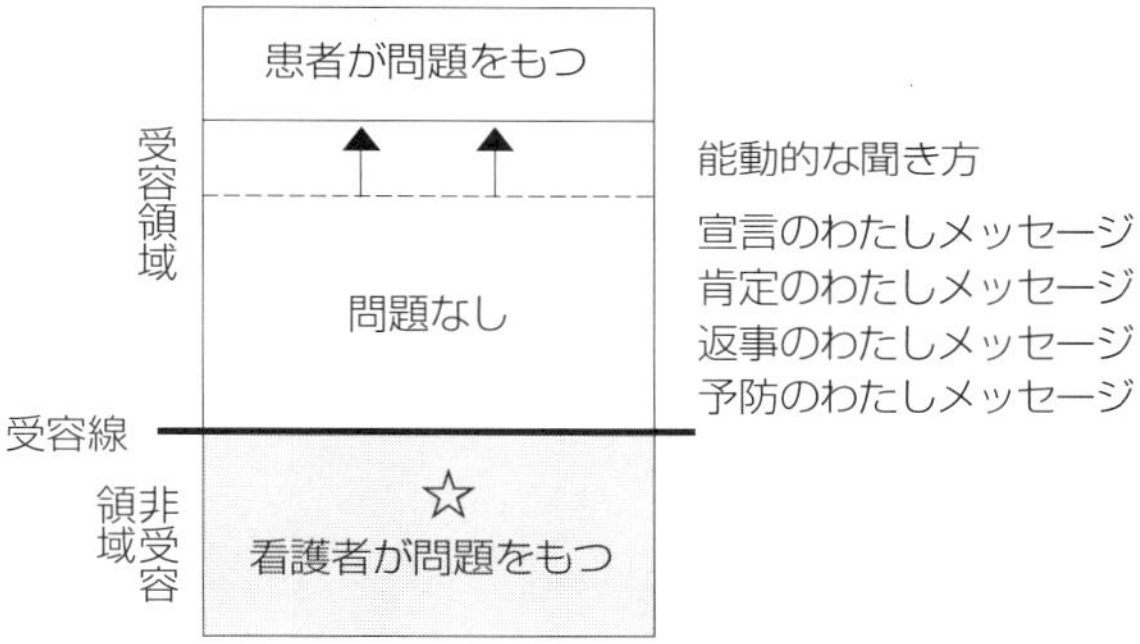

る、あるいはいずれかを変えることによって、相手の行動が受け入れられるようになるのです。

ここではまず、相手の行動を変えることで、非受容と感じることをなくす方法を考えましょう。

「一人の人間」である看護者

従来、看護の仕事は、患者の側に立った視点ばかりが強調されてきました。常に患者を受け入れ、患者を理解し、献身的な看護を行うにはどうしたらよいかに焦点がしぼられてきたために、看護者自身が自分なりの思いを解消しながら、楽しく仕事をしていくにはどうしたらよいかは、不問に付されてきました。

しかし、看護者も一人の人間です。自分なりの欲求をもち、自分の人生と生活をいきいきと生きることや、看護の仕事から喜びと満足を得る権利をもっています。もちろん患者の気持ちを最優先した看護を通して、大きな喜びを味わうことがたくさんあるでしょう。しかし天使ではないので、ときには患者の行動がどうしても受け入れられないと思うことがあって当然です。その思いを患者とのかかわりのなかで解消してはいけないのでしょうか。自分の思いを認めずに、無理して患者を受け入れていると、誰でも自分を困らせる行動をする相手に対して、よい感情をもてなくなってしまいます。そういう思いをもってはいけないと自分を諌《いさ》めて、看護者としての務めを果たそうとする努力は、よさそうに見えますが報われることはありません。

看護者が人間である以上、どんなにがんばっても、心のなかの思いは声の調子や言葉以外の顔の表情や身振り、雰囲気に出てしまいます。本当は受け入れられないのに受け入れるふりをしたり、重い心をかかえて笑顔を作っていると、自分が苦しいだけでなく、敏感な患者をかえって不安にさせてしまいます。本心が見えないだけに、よけいな憶測や配慮をさせてしまうことにもなりかねません。

これでは逆効果です。患者を楽にしようと、看護者が苦しんでいては、患者は楽になれません。人間関係は相互的なものです。人は、正直な相手の前では自分も正直になれ、相手が生き生きしていれば、自分も前向きになれます。だからこそ、自分の非受容的な思いをどう処理するかが看護者に問われます。そのうえ、患者の行動が受け入れられない、自分の非受容的な気持ちをよく見ないで打ち消していると、相手の心の底にある揺れ動く気持ちや、自己の尊厳が病のためや老いによって蝕《むしば》まれ、侵害されていくのを自覚するつらさなどの微妙なニュアンスを理解しようとしても、本当に深くは理解できないという悪循環に陥ってしまう危険も生じます。相手の思いを受けとめるには、看護者自身が、まず一人の人間としての自分の気持ちを知る必要があるのです。

「一人の人間」である患者

患者の側に視点を移してみても、はたしてあなたのためにと一方的にケアされることだけが、患者を楽にすることなのでしょうか。誠心誠意、真心こめて、患者のためにすべての身の回りの世話を、おむつの交換を含むしもの世話まで尽くしてあげ、いちいち患者から頼まれなくても、気働きをして、かいがいしく世話をしてあげることが、患者の最善のケアであり、患者は誰でも喜んで受け入れ、感謝すらしてくれるものと、固く信じて疑わない人が多いかもしれません。もちろん、このような世話を受けている患者は、それだけの世話をしてもらわなければ生きていけないので、世話を断ることはできませんし、一生懸命に尽くしてくれる人に、お礼の言葉も言うに違いありません。

しかし、ふり返って患者の立場に立ってみれば、「世話をしてもらわずにすむものなら本当はしてもらいたくないが、今は恥を忍んで世話をしてもらう以外にはない」と、受け身のままで生かされ続けることを、内心は苦悩しているかもしれないのです。

幼児から高齢者まで、人は誰かの役に立ち、信頼され、喜ばれてはじめて自己の存在をうれしいと思え、意欲的になれるはずです。機能が衰えても、失われていく機能に代わって別の要素が必然的に生じ、人は死ぬまで発達し続けています。常に発達し続ける人間としての信頼と尊厳を、患者に対して看護者が示し、その存在を尊重するには、一方的にケアをするだけでは片手落ちと言えるでしょう。

自分の思い込みで、よかれと思う看護を行うのではなく、患者が本当に求め喜ぶことを行うのは原則ですが、だからこそ看護者が自分の欲求や思いを大切にして、患者に手助けを求め、お互いに助け合う喜びを味わえるようにすることも必要なのではないでしょうか。看護ふれあい学の「対決のわたしメッセージ」は、看護者自身が楽になり、楽しく看護をしていく方策を示すとともに、対等な一人の人間として、人の役に立つ喜びを味わう機会を患者に提供する双方向のコミュニケーションです。ここに看護者と患者とがふれあう可能性が生まれ、そのためのコミュニケーションのリーダーシップをとるのが「ふれあいコミュニケーション・リーダー」のできることです。

この視点と実践があってはじめて先にも述べた看護者と患者の人間性を回復し、心の健康の法則に基づいた患者を生かす看護につながっていきます。

問題を所有するのは誰か

「ナースコールで頻繁に呼び出されて、他の患者の世話ができない」

「安静を言い渡されている患者が歩き回るので、探したり注意したりするのに疲れ果てる」

「患者がナースステーションに入りびたって、仕事がはかどらない」

など、看護の現場では、看護者が具体的に影響を受ける困った状況に日常的に遭遇します。


そんなとき、どうすれば患者との人間関係を壊さずに、困った状況をなくせるのでしょうか。患者の顔をつぶしたり不安にさせずに一人の人間として、看護者の気持ちに無理なく思いやりを示せるようにするには、どのように対応したらよいのでしょうか。

「患者が看護者に対して問題を引き起こす場合」は、「患者自身が自分の問題をもっている場合」とはまったく別のコミュニケーションの方法が、看護者には必要になります。患者が看護者に対して問題を引き起こせば、問題を所有するのは看護者なのです。今まで看護者を困らせる行動をする患者は、問題患者として、患者のほうに問題を求める考え方に慣れてきたかもしれません。

しかし、この「問題の所有者が誰か」をはっきりさせると、決定的な違いが出てきます。自分が問題を所有しているとわかる一番の手がかりは、自分のなかに欲求不満、反発、拒絶等の感情が生まれはじめたかどうかです。患者のしていることが気に入らない、あるいは、患者の行動を見守っているときに、自分が不快感をもっていることに気づいた場合です。嫌だ、困ったと感じているのは患者ではなく、わたし（看護者）ですから、問題の所有者は看護者です。患者のほうは、自分の欲求を満たそうと努力しているだけで、たまたまそれが看護者の欲求をじゃましているだけのことなのです。自分の欲求を求めることは、人間として当然の行為なのですから、患者を非難することはできません。

しかし、患者の行動で、看護者が問題をかかえていることは事実です。その状態を早くなくすためには、自分が困っていることを、相手の感情を高ぶらせたり、人間関係を壊したりせずに、わかりやすく表現することが必要です。看護者の心のなかで起きている思いは、表現されなければ相手に伝わりません。

患者の行動が自分を困らせている――そんなときには、患者を裁《さば》いたり批判したりせずに、自分の本当の気持ちを表現する「対決のわたしメッセージ」で患者に伝えましょう。このメッセージが、患者に自発的に自分の行動を変えようとする気持ちを起こさせ、結果的には、看護者の非受容領域を狭め、問題なし領域を広げることに役立ちます。

「対決のわたしメッセージ」

「対決のわたしメッセージ」は、次に挙げる三つの要素が入った三部構成で伝える必要があります。

①患者のどの行動が問題なのか、行動・事実を非難がましくなく述べる。
②その行動が、看護者にどんな影響を与えているかを具体的に述べる。
③その影響について看護者がどう感じているか、感情を率直に正直に述べる。

例えば、「頻回にナースコールする患者」に対して送るメッセージにこの三要素を入れると、「あなたが手の届くものを取ってほしいとナースコールで私を呼ぶと（行動）、あなたの用事で手一杯になって（影響）、他の仕事ができなくなるので（影響）、困るんです（感情）」という表現になります。

「対決のわたしメッセージ」は、相手ではなく、わたしを表現しますから、相手の反発は少なくなります。患者の行動が看護者に与える影響を事実として述べるだけで、患者が非難されるわけではありません。看護者の感情も、患者本人に対する感情ではなく、患者の行動が看護者に与えた影響に対する感情が焦点となります。したがって、患者の自尊心は傷つけられないですみ、患者は、自分の行動が看護者にどんな影響を与え、どう感じさせたかに気づくことができます。

また、「患者」については語らず、「具体的な影響を受けている看護者（わたし）」が、心の内部で感じていることを正直に外に向かって表していますから、私の内面（感情や欲求など）は、私の外面（言葉・態度・声など）と一致しています。こうして看護者が、看護者としての役割からではなく、一人の本物の人間として正直に自分を表現して患者に向き合うことが、患者の気持ちを協力的にさせる力なのです。

「対決のわたしメッセージ」で大切なのは、①相手の行動で、②自分がどんな影響を受けて、③どう感じるのか、本音のメッセージを三部構成にして伝えるだけにとどめて、その後相手に「どうしてほしいか」、相手は「どうすべきか」の指示をしないということです。

どう判断し、どう行動するかは、看護者のメッセージを受けた患者に任されます。判断の余地を残された患者は、自分なりに考えて、それぞれ自分のできる範囲で無理をせずに困っている看護者に思いやりを示し、協力しようとする、自主性を認められることになるわけです。患者主体の医療や看護の現場で求められる自己表現は、このような患者を尊重する原則を侵さない、「対決のわたしメッセージ」で、初めて可能になるといえるでしょう。

「対決のわたしメッセージ」は、相手を対等な人格と認めなければ伝えられません。庇護《ひご》しなければならない弱き存在、他人の思いなど受け入れられない状態の相手とみなすのではなく、患者を独自の判断をもつ対等の存在として、「あなたなら、私が困っていることをわかってくださいますね」と語りかける、看護者が患者を信頼し、尊重して対応する基本姿勢がここにあります。

人に指示されたからではなく、自分なりにできる方法で、自主的に人を助けたり、人の役に立ったりすることは、誰でも味わうことのできる人間としての喜びです。

「対決のわたしメッセージ」は、患者をおびやかすどころか、反対に人として存在を尊重されて生きることを可能にする対応といえます。

「あなたメッセージ」が人間関係を壊していく

看護者が、嫌だ、困ったと感じる患者の行動を変えたいと思うとき、普段どんな口調で言っているでしょうか。早く行動を変えてほしいと、相手にばかり目がいっているために主語が「あなた」のメッセージを送りがちです。

自分たちが子どもだった頃、大人たちが使った独特の調子が、自分の身についてしまっていることもあって、①「~なさい」と行動を指示したり命令したり、「~すべき」と理詰めでせまる解決のメッセージ、②「人のことを考えない」と相手を非難したり「しょうがない患者」と決めつけたり、「なぜこんなことをしたのか」と問い詰めたりするやっつけるメッセージ、③「困らせたいのね」と皮肉を言ったり、ごまかしたりする遠まわしのメッセージで伝えてしまいます。ところがこれらのあなたメッセージは相手の抵抗を招きやすく、人間関係を壊すばかりでなく、迷惑を感じている行動を改めてもらうのに効果的ではありません。

なぜなら、

①人は誰でも他人にああしろ、こうしろと命令されることが嫌いですから、ますます意地になって、変化を拒みます。自分の行為が他人に迷惑をかけているとわかれば、それを改めようと思いますが、「あなたメッセージ」はその可能性をつぶしてしまいます。

②人間の行動の動機は、本人の欲求を満たしたいだけで、他人の欲求を故意にじゃましようとするものではありません。それに対して「あなたメッセージ」は、相手を指して、思いやりに欠けると非難しています。そのため、患者は自尊心を傷つけられ、反感を覚えたり、自分に対する誇りや自信をなくしてしまいます。

③そのうえ、「あなたメッセージ」では、相手のことをとやかく言っているだけで、問題を所有している自分自身については不十分な記号しか送っていません。そのため困っている看護者の気持ちは、わかってもらえないことが多いのです。どんなにやさしげに言っても、「あなた」を主語にした「あなたメッセージ」では、同じことが起こり、人間関係が損なわれる危険性をはらんでいます。

患者自らが、看護者への思いやりを示して看護者を困らせている行動を変えていく気持ちをもつためには、「あなたメッセージ」ではなく、「わたしメッセージ」が必要なのです。「わたしメッセージ」は、できごとの責任をわたしの内部に置き、自分で責任を負うメッセージです。

次の**図2**および具体例で、「あなたメッセージ」▲と「わたしメッセージ」△を比較してみましょう。

図2

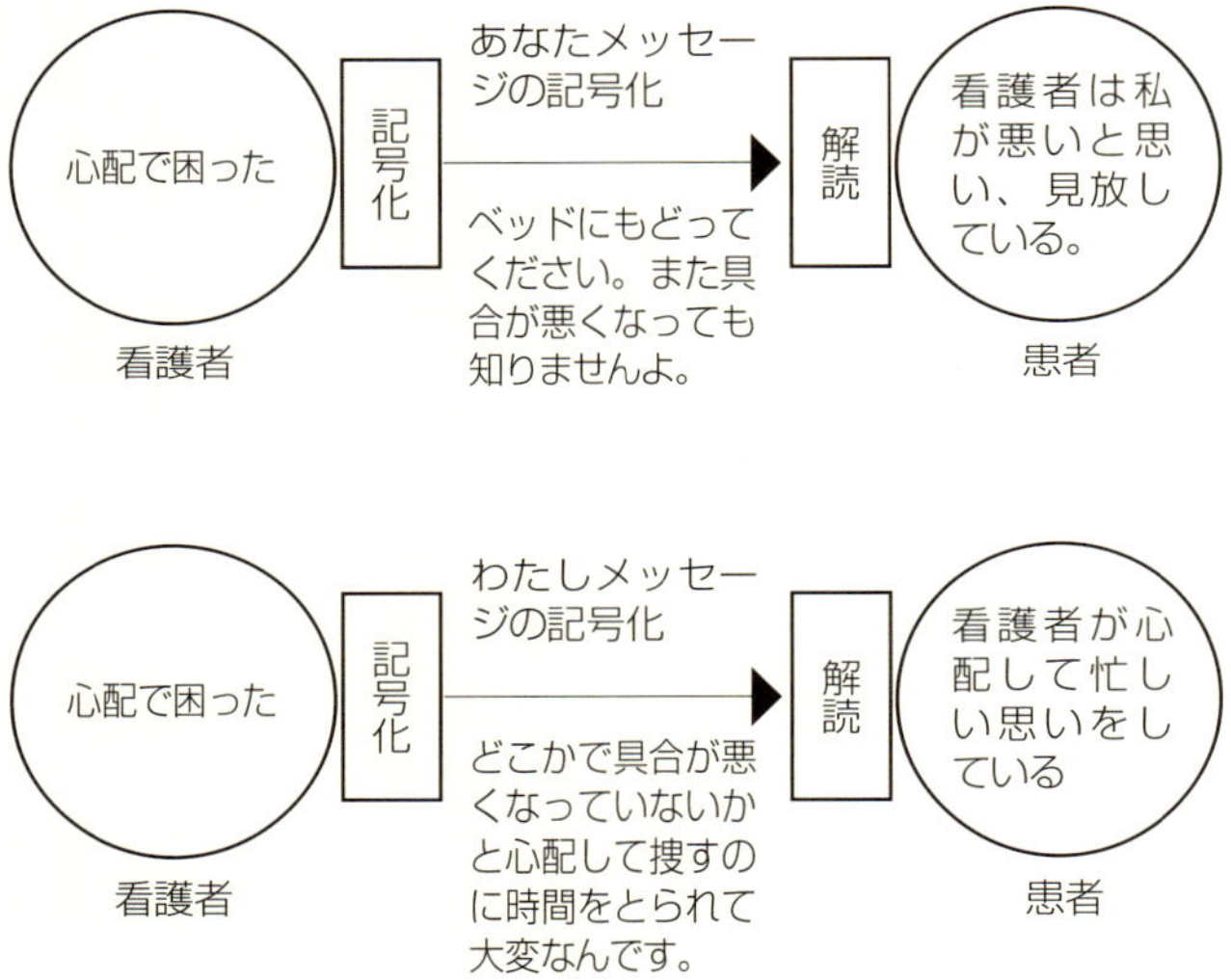
あなたメッセージの記号化
心配で困った
記号化
ベッドにもどってください。また具合が悪くなっても知りませんよ。
解読
看護者は私が悪いと思い、見放している。
看護者
患者
わたしメッセージの記号化
心配で困った
記号化
どこかで具合が悪くなっていないかと心配して捜すのに時間をとられて大変なんです。
解読
看護者が心配して忙しい思いをしている
看護者
患者

①安静を守らない患者に

▲（あなたは）安静って言われているんでしょ。（あなたは）ベッドにもどってください。（あなたが）歩き回って、また具合が悪くなっても知りませんよ。

△安静の指示が出ているのにベッドにいないと、どこかで具合が悪くなっていないかと（わたしが）心配で捜しまわるのに時間をとられて、（わたしが）忙しくて大変なんです。

②使った薬液を補充する約束を守らないスタッフに

▲使ったら（あなたは）ちゃんと補充しておかなきゃダメじゃないですか。（あなたとは）そういう約束だったでしょう。

△薬液を補充しておかないと（わたし

が）急に使うときに間に合わなくて困ります。

▲のようなあなたメッセージでは、言われたほうは何がなぜいけないのか、看護者が何を困っているのかわからないまま、一方的に指示されたり、とがめられたりしたと感じてしまうでしょう。また、指示通りに要求されたことができなければ、惨めになったり、不本意な思いから、看護者にがんこに抵抗するかもしれません。患者からの自発的な協力も期待できません。

△の対決のわたしメッセージは、相手の行動で、具体的に影響を受けてつらかったり、困ったり、心配したりしている自分の気持ちを伝えるだけで後は相手に任せ、解決策を指示することはしません。だからこそ、誰に向かっても発信することができるのです。

医療チームとの人間関係へ

看護者を取り巻く人間関係は、対患者だけではありません。看護者同士や医師と看護者、介護者と看護者、患者の家族と看護者の間にも、さまざまな関係が生まれます。

心がふれあった医療・看護は、医師・看護者・患者、そしてその家族や介護者などが互いに尊重し合い、表現し合って、初めて実現するものです。それが、コミュニケーションのまずさゆえに、いとも簡単に信頼関係にひびが入り、ひいては医療・看護にもマイナスの影響を与える結果を生むのは実に残念なことです。

以下は、実際にあった医師と助産師のやり取りです。

医師「(患者を) 診察室に出しなさい」
助産師「破水しているから、動かさないほうがいいんです。臍帯が下がって赤ちゃんが危険ですから、(あなたは) 今診察しないほうがいいと思います」
医師「医者の言うことに従えないのか!」

ここで助産師は、それと気づかずに医師の判断にゆだねるべきこと、今診察したほうがよいかどうかまで自分で判断し、それに基づいて医師に「あなたメッセージ」を送りました。助産師が、医師に取るべき行動を指示してしまったのです。「あなたメッセージ」では、それがどんなにていねいな表現であったとしても、受け取ったほうは自分の判断を否定され、こちらの意見に従うように言われたと感じてしまいます。

ナイチンゲールはその著書の中で、「(看護師は) 患者に現実に生じている危険性を、医師に理解してもらえないと落胆するが、それは、看護師の側が自分の意見のもととなった事実のほうを、医師の前で簡潔明瞭に述べる力をもたないからだ」と、指摘しています。

前述の例でいえば、助産師は破水時の赤ちゃんの状態を伝え、「破水しているから動かすのは心配です。臍帯が下がって赤ちゃんが危険ですから」と今診察しないほうがいいと自分が思うもとになった心配な事実を、医師に告げればよかったのです。

自分の思いを伝えるつもりで、それが「あなたメッセージ」になってしまうと、相手に判断の余地を与えず、責めたり命じたりすることになり、対話は成立しません。対決のわたしメッセージは、明確に語りながら医師との関係をこわさずに相手の行動を非難がましくなく、事実として伝え、耳を傾けやすくします。

ある看護師が、こんな体験談を寄せてきました。

「成人病棟に入院中の患者のＩＶＨが抜けかかっており、挿入部に膨瘤も見られたため、担当医に電話をしました。ところがいきなり『プロだったら逆流があるかどうか見れないのか！』と怒鳴られ、電話を切られてしまいました。結局、看護室にいた他の医師に相談して、訪室してもらい、その医師から担当医に連絡の結果、ＩＶＨ抜去となりました。

私はその後、担当医のところへ行き、報告と同時に自分の思いをぶつけました。

『ＩＶＨが2センチぐらいしか入っていなかったので、Ｗ医師に抜去していただきました。けれど先生、さっきのおっしゃり方はひどいですね』

担当医はムッとしたまま、返事もしてくれませんでした。

私の胸は痛みました。抜くしかないと判断したからこそ電話を入れたのにもかかわらず、怒鳴られてしまって、本当に寿命が短くなった思いでした」

この看護師は「自分の思いをぶつけた」とは言っていますが、実は彼女は「（あなたの）おっしゃり方はひどいですね」と、「あなたメッセージ」で相手を糾弾しているだけです。率直な自己表現は、相手を裁くことではありません。このとき彼女が「わたしメッセージ」で「患者の苦痛や膨瘤の危険を心配した」「私の胸は痛み」「寿命が短くなった思いをした」という、正直な自分の感情を伝えれば、担当医のほうも素直に自分の対応の不適切さを認めることができたのではないでしょうか。

アメリカの病院で、薬の過剰投与が原因で二か月の乳児が亡くなるという、痛ましい事件が起きました。

薬剤事故の防止を目的に、処方・投薬の誤りの原因が分析されるようになった結果、誤りの三分の一は「コミュニケーションの齟齬《そご》」、そして半分が「定められた手順を遵守《じゅんしゅ》しなかった」ことに原因があることが明らかになりました。

二か月の乳児死亡事件では、薬剤師、看護師など多くのスタッフが投与量に疑問をもち、ダブルチェックを繰り返したにもかかわらず、過剰投与を防げなかったのですが、「チーム医療」の不徹底がその一因となったことが、根本原因分析の中で指摘されたそうです。

投与量に疑問を抱いたにもかかわらず、実際に投与を担当した看護者は「看護者が医師にクレームをつけるのはいけないこと」として遠慮したというのです。

患者の安全を守り、チーム医療の効果を発揮できるようにするには、看護者が指示をした個人を責める「あなたメッセージ」ではなく、疑問や心配を感じている事実と自分の気持ちを率直に伝える

「わたしメッセージ」を身につけて、医師にもスタッフにも抵抗されずに語り話し合える能力をもっている必要があることは明らかです。患者のそばにいる看護者が積極的に医療ミスを防ぐ役割を担えるのですから。

「能動的な聞き方」と組み合わせてこそ生きる「対決のわたしメッセージ」

人間は誰でも「よい人」として相手に受け入れられたいと思っています。ですから、「対決のわたしメッセージ」を受け、自分の行動が看護者にとって本当に問題となっていることがわかれば、患者は看護者を困らせないように、自分の行動を変えようとするでしょう。

しかし、その「対決のわたしメッセージ」がきちんとした三部構成で語られてもなお、患者が反発したり罪悪感をもったりすることが起こり得ます。看護者は、患者の行動を「嫌だ」と言って非受容を示しているわけですから、患者が素直な気持ちで聞いていられない場合もあって当然でしょう。誰でも自分の行動が他の人の生活を妨げていると知らされたり、受け入れられないと聞かされるのを好まないからです。

そんなときには、看護者は「対決のわたしメッセージ」から「能動的な聞き方」に「切りかえ」て、患者の防衛や、抵抗を受け止める必要があります。つまり、「対決のわたしメッセージ」で自分の言い分を伝えたあとには、必ず相手の言い分に耳を傾けるのです。そうしないと、コミュニケーションは一方通行となり、患者の感情は高ぶるばかりです。「あなたがどう思おうと、そんなことはどうでもいいのだ。私が困っているのだから、言いたいことだけを言う」になってしまっては、何にもなりません。

自分を表現することから、相手の言い分を聞くほうに切りかえると、自分の思いと相手の思いとのバランスをとることになり、効果的なコミュニケーションの鍵が手に入れられます（図3）。言い換えれば、「対決のわたしメッセージ」は、「能動的な聞き方」への「切りかえ」と一体となって初めて、本当に建設的で効果的な自己表現となるのです。そして、患者が自分の行動を変え、看護者に協力してくれたときには、看護者は「肯定のわたしメッセージ」で感謝の気持ちやうれしい気持ちを率直に表します。

（1）常備薬を把握して正しい処方箋を出したいのに、患者が非協力

〈状況〉老人施設に入っているFさん（女性七八歳）は、医師の処方箋以外の消化剤や頭痛薬といった常備薬（売薬）を何種類ももっています。何十年来の習慣ということで、いちがいにやめてもらうつもりはありませんが、薬を隠さずに見せてほしい、また飲み方を知りたいと思っています。介護担当者がその話をFさんにしたところ、Fさんは薬を取られるのではないかと興奮してしまいました。

Fさん（介護担当者に向かって怒鳴る）「泥棒みたいなことして！　私のお金で買った薬よ。何十年も飲んできたんだもの。私が一番よく知っている。うるさいっ」

看護者「薬を取り上げられると思ったのね」

図3　対決のわたしメッセージと能動的な聞き方への切りかえ

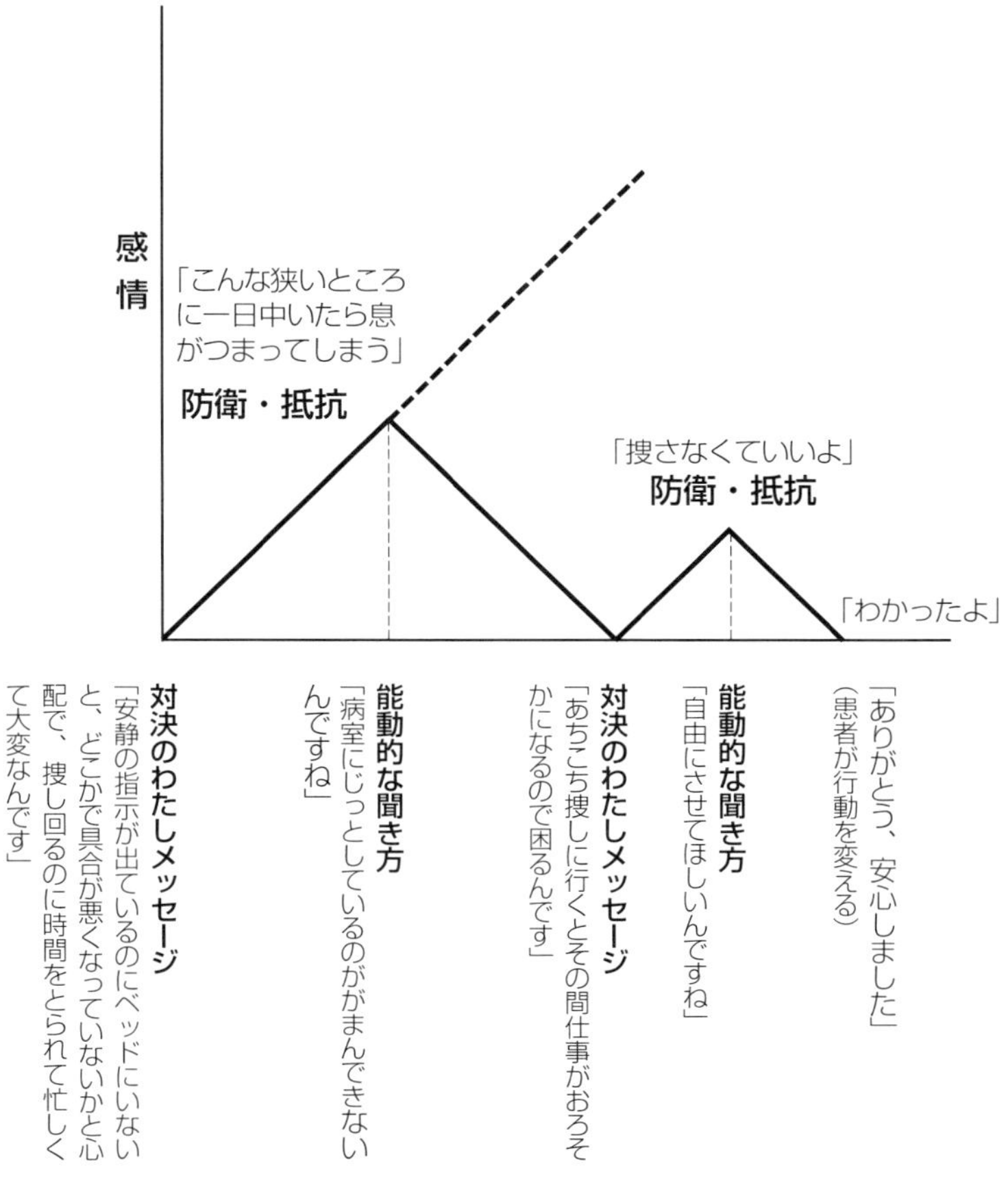
感情
「こんな狭いところに一日中いたら息がつまってしまう」
防衛・抵抗
「捜さなくていいよ」
防衛・抵抗
「わかったよ」
対決のわたしメッセージ
「安静の指示が出ているのにベッドにいないと、どこかで具合が悪くなっていないかと心配で、捜し回るのに時間をとられて忙しくて大変なんです」
能動的な聞き方
「病室にじっとしているのががまんできないんですね」
対決のわたしメッセージ
「あちこち捜しに行くとその間仕事がおろそかになるので困るんです」
能動的な聞き方
「自由にさせてほしいんですね」
「ありがとう、安心しました」
（患者が行動を変える）

Fさん「だってそうでしょう。私は今までこの薬で自分の健康を管理してきたのよ。私に死ねということ？　私の金で買った薬を泥棒みたいにもって行くなんて。ここ（施設）に来るんじゃなかった」

看護者「Fさん、私、悲しくなるわ。私たちはね、Fさんが大事だから、Fさんの体を大切にしたいから、どんな薬をもっていて、それをどのぐらい飲んでいるのか知りたいの。それを知らないで、こちらからも薬を出して大変なことになったらどうしようって心配なの」

Fさん（表情が変わる）「そう言ってもらえるのはうれしいね。あなたの言うことはわかった。でもね、手元に薬がないと心細いのさ」

看護者「そばに薬がないと、飲みたいときに飲めなくなるのが心配なのね」

Fさん「そう」

看護者「しばらくお預かりするけれど、Fさんが飲みたいときに飲めるように、介護さんにも話しておくわ」

Fさん「いつでも飲めるんですね」

看護者「ええ」

しばらくの間預かって、飲み方を把握した後、本人の管理とし、現在は介護者との関係もよくなっています。

看護者「Fさん、気持ちよく協力してくれてありがとうね。こちらからの薬も安心して出せるようになったわ。介護さんもホッとしてますよ」

（2）自分で着替えをしようとしない義父

〈状況〉夫の父（八三歳）が、一時的に同居することになりました。身体的にはどこも悪くありませんが、五年前から痴呆症状があります。入浴時のこと、義父は脱衣所で洋服を着たままかかしのように突っ立っています。私の仕事を減らすためにも、私は義父に自分で脱ぎ着をしてほしいし、やってみればできるのではないかと思っています。

私「お父さん、脱いだり着たり、自分でできますか」

義父「名古屋の家では、お母さんもヘルパーさんもやってくれたよ」

私「なるほど。手伝ってくれていたんですね。うちはヘルパーさんはいないし、私には子どもの世話もあるので、お父さんの着替えを毎回お手伝いするとなると、とても忙しくて大変なんですけど」

義父「……（しばらく黙っていたが）自分でできる」（と言って、脱ぎ始める。ボタンがうまくはずせず時間がかかるが、「できるんだ」と言いながら、一生懸命格闘する）

私「ご自分でできそうですね」

義父「できるんだ」（シャツを全部脱ぐ）

私「わーっ、できた、できた」

義父「できた、できた！」（手を取り合って喜ぶ）

高齢者の能力も、衰えていく一方と決まっているわけではありません。お嫁さんの立場で介護する場合、さまざまな苦労がつきまといますが、できるところから「わたしメッセージ」で自己表現していきたいものです。最後の「できた、できた!」では、ふたりで跳び上がらんばかりに大喜びしたそうです。

（3）おもらしを繰り返す障害児へ「オシッコを知らせて」

〈状況〉障害児を預かる病棟で。M君（一六歳）は知的・身体的障害があり、頻繁におもらしをしては看護者にしかられてばかりいました。「教えることができるのに、教えない」「手のかかる子」だと看護者の間で問題になっていました。しかし、問題をかかえているのは、M君ではなく、着替えをさせなくてはならない看護者のほうなのだということに気づき、「対決のわたしメッセージ」を伝えてみることにしました。

看護者「オシッコもらすと冷たいだろうし、私たちも着替えを手伝ったり、シーツを替えたりするのがとても大変なの」

M君　沈黙（言葉をよく話せない）

看護者「でも、みんなに怒られるのはイヤだよね」

M君「あー」（涙ぐみながら手を挙げた）

看護者「私たちがわからないで、そのままになると、シーツまで取り替えることになって大変なの」

M君　沈黙
看護者「どうしたらよいか困っているのね。じゃあ、今、手を挙げたように、手を挙げて教えることだったらできるかな」
M君「あー」（手を挙げる）
　その後、M君はオシッコのときには手を挙げるようになりました。それでも失敗してしまうことがあります。やがて、自分でベッドにバスタオルを敷くことを思いつきました。また、手を挙げたのに気づいてもらえないときには、手をたたいて知らせるようになりました。
看護者「今日は一日大丈夫だったね。こっちも教えてもらえて助かったわ。うれしい！」
　そのうち、看護者がお膳を運んできたときに他の子どもたちが気づかないで遊んでいると、手をたたいて注意を促すようになりました。

　問題が看護者にあることに気づいたのが、「対決のわたしメッセージ」を伝える第一歩となりました。もしここで、これまで通り「ちゃんと教えなきゃダメじゃない」と言い続けていたら、M君はどうがんばっても「ちゃんと」はできないのですから、さらに自信をなくし、自分は迷惑ばかりかけているダメな人間なんだと、自分を否定することしかできなかったでしょう。
　とにかく「オシッコ」を教えることができるようになった、それでも失敗してしまうときのために、自分で考えてベッドにバスタオルを敷くことにした、手を挙げるだけでわかってもらえなければ、手をたたくという工夫をした、失敗しなかった日に看護者に感謝されて自信をもち、看護者を助ける行動に出るようになった——M君の人格を認めた「わたしメッセージ」が、彼に自発性と創造性を芽生えさせ、やる気を起こさせたのです。

この例からもわかるように、言葉の出ない相手に対しても、きちんと言葉で表現することが大切です。言語障害者、認知能力に障害がある高齢者、言葉を解さない乳幼児の患者も同様です。特に乳幼児の場合は、言葉かけが言語の発達を促すために重要な役割を果たします。問題解決に向かっては、相手の言葉の理解力不足を補うために、言葉をかけながら、言葉によらない行動での「わたしメッセージ」を組み合わせる必要もあります。

看護の現場では、看護者が困ることを伝える「対決のわたしメッセージ」より、「あなたが病室を出ていってしまうと、とても心配なんです。外は寒いし、風邪でもこじらせてしまったら大変だから」というように、患者のことを心配して非受容になる気持ちをわたしメッセージで伝えたいと思う場面のほうが多いかもしれません。その対応については、「第二〇章・価値観の対立をどう解くか」でとりあげます。

相手のことを心配して語るメッセージのほうが、看護者の立場上、確かに言いやすいかもしれません。しかしそれに頼って、おためごかし（表面は人のためにするように見せかけて、実は自分の利益を図ること）になると、本当に言いたいことが伝わらなくなります。その意味で、対決のわたしメッセージは、自分が相手の行動の何をどう感じているのか、自分を厳しく見直す必要にせまられ、同時に相手を対等の人格と見る姿勢が本当にあるのかどうかが問われる自分探しの対応でもあるのです。

（4）生後七か月の息子に思いを伝えてイライラ解消

〈状況〉私は現在産休中で、親業訓練講座を受講しました。昼食を食べているとき、七か月の息子がお茶わんをつかみたくてさわぎました。その前に食べながらおもちゃを振り回したので「危ないよ」と取り上げましたが、そんなことで私もイライラしていました。

私「Tちゃん、ご飯を食べているときにお茶わんに指を入れてグチャグチャすると、食べられなくなるし、汚れた手であちこちさわるから、きれいにするのが大変で、お母さん、イヤだなあ」（茶わんを遠ざける）

T「えーん」（怒っている）

私「Tちゃんもお茶わんを持ちたかったんだ。お母さんも持たせてあげたいけど、グチャグチャにされるのは嫌なんだ。どうしようかなあ」（と、Tちゃんを抱っこして話しかけ、使わないスプーンを持たせてみた）

T（スプーンを持ってみたものの、それもやめ、怒っていたのがおさまって、機嫌よく食べ始めた）

私「そうやって食べてくれると、お母さんも助かるな。自分でお茶わんが持てるようになったら、持たせてあげるね。早くできるようになるといいね」

〈感想〉子どもが小さいため、相手の出方などほとんど期待していませんでしたが、『対決のわたしメッセージ』を伝えることで、自分が変わることに気がつきました。私は非受容なんだと言葉に出してみると、自分の中でイライラ、グチャグチャしていた気持ちが結構なくなり、今度は、相手について考えようとする気持ちが出てきて、かえって受容の幅が広くなってくるように思います。

相手を受け入れよう、受け入れようとすればするほど、非受容な気持ちが募《つの》ってしまう。看護者の場合も同様で、これではいけないと自分を責め、また努力する。しかし感情は、こうせねばならないという思考とは別に一人歩きして、「嫌だ」「だめだ」と大きく膨らんでしまい、悪循環を繰り返すことになるのです。

一人の人間として、相手の行動を受け入れられない自分の思いを口にしてもいいのだ——「対決のわたしメッセージ」は、相手が私の思い通りに動くと期待して伝えるものではなく、ましてや強制するものでもない、私自身の気持ちを正直に伝えるものです。ですから、その言葉には強制の響きや非難のトゲはありません。相手を傷つけることが少なく、敏感な幼児や患者の心にも素直に届くことでしょう。

感情を表出することができると、モヤモヤが晴れ、相手を受容できる心の状態（受容領域）が広がって、逆に相手を受け入れられるようになっていきます。自分の気持ちが受容線の上（すなわち自分の気持ちにとらわれていない状態）になければ、相手を受容することは、感情的に非常に難しいのですから。

また、自分の非受容な感情に気づき、さまざまな思いを正直に見つめなければ、患者の表現の裏に隠された微妙な思いに気づき、声なき声を受け止められるようにはなりません。つまり、自分の気持ちを正直に語れる能力が、そのまま相手の気持ちを聞く能力につながるのです。

親と子には親業訓練講座

親業訓練協会の顧問でもある、お茶の水女子大学牧野カツ子教授（家族社会学）の調査によると、育児不安の少ない母親は、不安の多い母親に比べて、（1）～（3）のような人たちが多いといいます。

（1）母親自身の人間関係が広い

①子どものことについて話す人が、家族以外にたくさんいる

②人に意見を述べる機会がある

（2）子どもから離れてやりたいことができている、と感じている

①趣味の時間がとれる

②活動（ＰＴＡなど）のために外に出る機会が多い

③自分の固有名詞で参加する学習の場をもつ（「〇〇ちゃんのお母さん」ではなく）

（3）夫が一緒に責任をもって子育てをしてくれている、と感じている度合が高い

まさに親を援助する活動として始まった親業訓練講座は、(1)、(2) の条件を満たす、一二五人までのグループで、プライバシーを守って本音を話せる仲間作りをし、必要に応じて託児所も設けて、一定期間、定期的に行われる学習会です。日本では、三時間×八週間を基本パターンに、指導資格をもつインストラクターとともに、聞く、話す、対立を解くなどの子どもとの接し方を学び、子どもを、親とは別の人格を備えた独自の存在と認めてかかわる心をつけていきます。全国各地で行われており、予防医学として、また問題解決の援助の機会として、市町村教育委員会や保健センター等が講座を主催、共催、後援をして設定する機会も増えています。講座への父親の参加が、(3) の条件を満たすことは言うまでもありません。

アメリカのカリフォルニア州ロサンゼルス郡では、児童家庭局 (Department of Children and Family Services) と、児童虐待事件だけを扱う裁判所が提唱して、家族の再統合のためのケアプログラムに「親業のクラスで、一〇回のコースを全部体験学習し、修了してくること」という指示があり、実際に受講し内容が改善されたかどうか、ソーシャルワーカーがチェックし指導する体制がとられているということです。

核家族化が進み、子育てに悩む親の支援は、看護者や保健師の急務となるところです。だめな親として親を指導するのではなく、親としての自立をうながし、自分なりに安心して子育てに取り組めるように援助するかかわりを、看護者、保健師が身につける必要があるでしょう。傷ついた子どもたちます。

のケアを積極的に行ううえでも、看護ふれあい学の対応は、必要欠くべからざるものといえると思います。

同時に親たち一人一人が、どう子どもと、また子育て中の自分自身と向き合ったらよいか、具体的な対応を学び、助け合って、自分も相手（子ども）も大切にする心を育てる親業訓練講座が、母子保健活動に組み込まれれば、親になることが楽に、楽しくなっていくのではないでしょうか。講座を受講して、子どもと心を通い合わせながら、自らも成長していく親たちの姿に、同じく一人の母親として喜びを共有し合いつつ、このような訓練の必要性を痛感しているところです。

看護ふれあい学講座のもととなった親業訓練講座では、この「対決のわたしメッセージ」を親が学ぶ際に、子どもの行動が親に具体的な影響を与えているか否か、影響がなくて二部構成になる価値観の対立なのかどうかを明確に区別できるようにしています。

例えば、勉強のしかたや、お風呂の入り方、装《よそお》い、生活習慣等に対して、親は子どもの行動が自分の期待通りでないとイライラしますが、実際に親に具体的な影響を与えて、困らせているわけではありません。親に抵抗を始め、不登校などの症状を出している思春期の子どもたちは、親に影響を具体的に与えていない自分の行動を非難されたり、親の思い通りに動かそうとされたときに、それに反抗する形で、または思わず言うことをきいてしまった自分に腹を立てて、親を殴ったり、襖《ふすま》を蹴り破っている場合が多いのです。

親が具体的に受ける影響がある行動について、困っている親本人が伝える三部構成の「対決のわたしメッセージ」に対しては、殴らずに聞くという驚くべき区別を子どもたちは明確に行っています。自分に影響のないことまで、子どもを思い通りに動かそうとしていないかどうかを見直し、どう伝えれば子どもの心に届くか、「対決のわたしメッセージ」は、大きな手がかりと具体的な対応を示しています。

このことは看護者と患者の場合にも同じです。自分たちに影響のない価値観の対立で、思春期の問題をかかえた子どもたちに、また肉体は衰えても魂は年を重ねることによって輝きを増しているお年寄りや敏感な患者に、一方的に言うことをきかせようと思っていないかどうかを吟味して、看護にあたる必要があります。

抵抗されずに対等の人間としてお互いに尊重し合ってかかわるには、看護者が、嫌だ、困った、何とかしたいと感じる患者の行動が、自分に具体的な影響を及ぼしているかどうか、すなわち、三部構成になるかどうか、セリフを作ってみることが大切です。二部構成にしかならない場合は、看護者自身がこうむる具体的な影響はないのですから、「対決のわたしメッセージ」で伝えても、患者は行動を変えようとはしないでしょう。そのときには、二〇章で述べる価値観の対立を解く対応が必要になってきます。

「対決のわたしメッセージ」でどう変わるか

(1)「対決のわたしメッセージ」は、問題をひき起こしている、その当人に助けを求めているのですから、誰でも無関心ではいられません。患者に対してオープンで、正直で、率直に接することによって平等の位置に立ち、こちらも、困った問題をかかえていて、何とか解決しようとしているだけなのだということを、反発されずに患者に感じさせることができます。

（2）患者は、自分の行動が看護者にどんな影響を与え、どう感じさせたかを知ることができます。はっきり示された相手の欲求に配慮することにより、相手の立場を考え、自分がそれと気づかずに行っていた行動を変えようとするでしょう。

（3）看護者がありのままの自分を見せる、「対決のわたしメッセージ」を送れば、患者も正直で率直であるのがよいのだと考えるようになり、患者からも正直なメッセージが送られてくるようになります。

（4）看護者の欲求が満たされ、患者の自尊心も保たれるので、両者の関係はより温かく親密なものとなります。

（5）看護者は、自分の強い感情を認め、それを患者に明確に伝えることによって、自分が救われます。怒りに訴えたり、批判的なあなたメッセージを患者にぶつけずにすみます。また、患者Aの行動に対する非受容な気持ちを、Aとの関係で処理できるので、満たされない思いを抱いたまま患者Bに接するということがなくなります。よく他の人への怒りが、関係ない他人に向けられることがありますが（例えば、看護者間のイライラが患者に向かうなど）、これは、一人一人別々の行動の四角形を区別せず、問題所有の原則を踏みはずして対応していることから起こっています。

（6）看護者は、自分の感情や欲求をよく見て把握することができるようになり、本当は何が嫌なのかわかって、自分を効果的に助けることができます。自分の気持ちを確かめながら一生懸命話していると、自分の言葉も、相手の言葉も大切にできるようになるでしょう。

（7）自分が何に困っているか、事実をあげて相手と対決する責任は看護者にあります。しかし、最終的にどう行動するかの責任は相手に残し、看護者が患者の責任をとりあげません。患者の自主性を尊重します。これによって看護者のなかに、おのおのの責任の所在が明確になってきます。

（8）「対決のわたしメッセージ」は、自分の気持ちをよく理解し、相手にその気持ちを正直に率直に伝えるだけです。それを受けとる相手が、なぜその行動をしたのか、なぜそう感じるのかなど、相手の性格を分析したり、原因を探ったりする必要はありません。自分の気持ちをいかに他人を傷つけずに伝えるかの方法を知り、反発を切りかえて聞く技術を身につけていれば、お互いに満足のいく解決に到達できるのです。

（9）「対決のわたしメッセージ」を言うために、自分に問いかけているうちに、今、自分は本当はどうしたいのか、今、問題をかかえているのは誰かが、はっきりしてきます。そのため、患者が看護者の関心を引きたくて、「あなただけしか相談相手がいない」と言ってくるのに対して、自尊心をくすぐられて、がんばって聞いているうちに、振り回されていくようなことがなくなります。

非受容になった自分を正直に見られるようになって、自分の気持ちを伝えるだけの対決が適切にできれば、患者の対人操作（注1）などにまきこまれ、相手の術中にはまってしまう危険性も回避できるのではないでしょうか。同じように患者の思いがけない行動にうろたえ、看護者が自分の問題にしてあれこれ対応してしまうと、かまってほしい患者が同じ行動をくり返すということが起こります。「対決のわたしメッセージ」は、自分に正直になりながら、相手の行動を客観的に事実として見る目も養うことができるのです。それが看護者自身を助けます。

「わたしメッセージ」のリスク

わたしメッセージを伝えることで、看護者が負うリスクはないわけではありません。次の三つの点が指摘されています。

（1）自分の感情や欲求を正直にさらけ出すために、相手から拒絶されると、本人は傷つくかもしれません。役割で言っているのではなく、一人の人間としてあるがままの自分を伝えて拒絶されると、最初は大変とまどい、傷つくでしょう。しかし逆に、自分を十分さらけ出さなければ、お互いの関係は、本心を隠した表面的な演技に終わってしまいます。

（2）「わたしメッセージ」を送るようになると、以前より注意深く自分の状況を分析せざるを得なくなります。その結果、患者だけではなく、看護者自身が自らを修正することになるかもしれません。

（3）「あなたメッセージ」は、自分以外の人間に責任があると主張するので、本人の気持ちは楽になります。しかし、「わたしメッセージ」では、自分を人間的な状態にする責任を自分の側に置いています。自分自身に責任をとることは、やりがいのあることですが、難しいことでもあります。

しかし、あえてこのリスクを負ってみれば、「わたしメッセージ」は、人が個人的に成長できる機会になり、豊かで満ち足りた生き方に変化していく有効な対応であることに気づくことでしょう。

切りかえを忘れないように

「対決のわたしメッセージ」を送ることに一生懸命になるばかりに、相手の言い分を「能動的に聞く」ことを忘れると、相手の感情を高ぶらせ、防衛的にしたり気持ちを傷つけたりして、問題をもたせてしまいます。

この過ちをさけるためには、自分が出した「対決のわたしメッセージ」が相手にしっかり受け止めてもらえたかどうかの見極めが大切です。相手は、非受容のサインを出していないでしょうか。

相手が「でも」と防衛的な返答をする、「えーっ」とさも意外そうな声を出す、沈黙する、プイっとそっぽを向くなどの反応は、看護者の「対決のわたしメッセージ」のために、患者の感情が高ぶって患者が問題をかかえたサインです。この状態では、こちらが伝えたいと思ったことも伝わりません。「対決のわたしメッセージ」は、能動的な聞き方をともなってはじめて建設的で効果的な自己表現になることを忘れてはなりません。

結果の意外性

一方、「対決のわたしメッセージ」は、指示や命令を出さないために、メッセージを受け取った患者がそれまでの「困った行動」を変化させたとしても、新しい行動が必ずしも看護者の望む通りのものになるとは限らないという側面をもちます。

例えば、安静を言いわたされているのに歩き回る患者に「対決のわたしメッセージ」を送ったとき、患者は看護者が願っていたように、ずっとベッドに寝ていようと心に決める場合ももちろんありますが、歩き回らないかわりに、一日一度は外の空気を吸いたいから車椅子で外へ連れて行ってくれと提案してくるかもしれません。患者の行動を彼らの自発性にゆだねると、そういった意外な答えが出てくる可能性もあるのです。

しかし、意外ではあっても、看護者が嫌だと思わなければ、すなわち患者の新しい行動が受容できれば、問題なしの状態で看護ができるでしょう。

「対決のわたしメッセージ」が有効でないときは

受容線に影響を与える三つの要因のうち、相手の行動を変えて受容線を下げ、看護者の非受容領域を小さくしようとしたのが「対決のわたしメッセージ」でした。しかし、看護者が受け入れられない患者の行動に対して、「対決のわたしメッセージ」を伝えて自分の気持ちを訴えても、患者の行動が変わらないことがあります。

その場合は、次のようなことが考えられます。

①患者との人間関係ができていないために、患者が耳を傾けない。

②患者の欲求が強くて、看護者への影響について考えられない。
③看護者の受ける影響について、患者が納得しない。
④看護者に対する具体的な影響がない。
⑤患者が「自分自身の生き方や、やり方で好きなようにしたい、看護者とは無縁なことだ」と考えている。
⑥患者の行動が病気の症状であったり、生活的、心理的背景や、精神医学的トラブルに起因しているなどです。

例えば、認知症患者の夜中の徘徊《はいかい》に、いくらきちんとした三部構成の「対決のわたしメッセージ」を送り続けても、相手が自主的に徘徊を止めることは期待できません。また、病院側は患者を退院させたい、患者の家族は家では世話ができないからずっと入院していてほしい、というような対立が起こったとき、あるいは、タバコをやめようとしない患者を説得しようとして、「オレの体だ、放っといてくれ。病院のなかじゃ吸わないよ」などと言われてしまったときなども、「対決のわたしメッセージ」だけでは問題は解決しません。

それでは、このような場合にはどう対応したらよいのでしょう。

看護者と患者またはその家族との間や医療チームのスタッフとの間に生じた対立については、次のような解決方法があります。

環境の改善（第一七章参照）

第三法（第一八章参照）

価値観の対立を解く方法（第二〇章参照）

いずれもそこに看護者が一歩を踏み出し、患者や医師、スタッフの協力を得ながら解決することができる方法です。

注1　**患者の対人操作**……人格障害のあるなしにかかわらず、自分に関心を向けてもらいたい患者が、特定の看護者の虚栄心を満足させるように「あなただけが頼り」と依存してきて、「聞いてあげなくては」と無理をする看護者を、結果的に振り回すようになってしまうこと。

第一七章　環境を改善する

環境を見直そう

看護ふれあい学講座のすすめる環境改善は、ＱＯＬを向上し、回復過程を促進する問題なし領域に患者を置けるように、物理的な環境に手を加えて人間関係のトラブルをなくす対応に焦点を当てています。

私たちは、安全に快適に暮らすため、日常生活の中でさまざまな工夫をしています。歩き始めたばかりの小さな子どもに滑り止めのついたソックスを履かせる、体の動きが不自由になった老親のために、家の階段や浴室に手すりを取りつけるなど、具体例には事欠きません。

これらを人間関係にまつわる問題の解決や予防のために、意識的・計画的に行い、看護者の受容線を下げ（非受容領域を小さくし）、よりよい看護につなげていくのが、看護ふれあい学での環境改善です。

環境改善は、次のような場合に、患者の行動が変化するように環境に働きかけを行います。

①看護者にとって受け入れられない患者の行動（すでに非受容領域内にある患者の行動）を変えたい

と思っている場合

②患者が看護者にとって受け入れられない行動をする（患者の行動が非受容領域に入る）ことが予想され、看護者はそれを未然に防ぎたいと思っている場合

多くの場合、看護者の非受容をなくす環境改善は、患者にとっても快適な結果が得られるはずです。看護者と患者、いずれの側もよりよい看護環境を求めているからです。

環境改善策には、次のようなものが考えられます。以下の八つの可能性に従って、発想を転換し、身近な看護現場での改善策を、患者からもアイデアをもらって考えてみると、建設的な改善につながるでしょう。

（1）環境に加える

①豊かにする……人・もの・活動を導入

・リハビリのための道具を揃える。
・患者の希望に応じたビデオや本を増やす。
・患者に自分が受けている治療に関する知識をもたせる。
・小動物とふれ合う機会をつくる。
・話しかけ、スキンシップを多くする。
・抑制をやめた場合、夜間の転落事故を防ぐために、ベッド脇にマットやマットに代わるものを置

く。
・夜、よく眠れない患者に、昼間のレクリエーション参加を増やす。
・空腹で不穏になる患者に、甘いものを用意する。
・排泄自立を意欲的にするためにウォシュレットをつける。
②広げる……空間や行動の場を広げる
・車椅子で動けるように、廊下や洗面所・浴室を広く改造する。
・リハビリのときに、近所の公園まで足をのばす。

（2）環境から除く
①取り去る……人・もの・活動などを除去
・個室以外では、テレビやラジオはヘッドホンで聞く。
・待合室から灰皿をなくす。
・抑制の除去。
・仙骨部褥瘡が見えるように、車椅子の背部分を一部除去し、パジャマのズボンを下げて空気に触れやすくする。
・病棟では高濃度の危険な薬剤を保管しない。
②制限する……空間や活動、ものを管理したり限定したりする

・面会時間を定める。
・子どもが騒いでもよい部屋を決める。
・つなぎの寝間着を着せて、便に触れさせないようにする。
・危険性の高い薬剤を使用する際に、特別な手続きをとらなくてはならないようにする。

（3）環境を変える

①簡易化……ものや活動の煩雑さを整理
・眠れずに騒ぐ患者のベッドをナースセンター近くに移動。
・過剰処方や薬剤副作用の発生を減らすため、コンピューター・プログラムの導入。
・おかゆを嫌がる指先の不自由な患者に、小さいおにぎりを作る。

②システム化…ものや活動の能率的な機能のために組織化する
・医療チーム全員の会合を開く。
・排尿・排便回数、形状、色などの記述のしかたを決め、表記しやすくする。ベッドサイドに掲示して、患者の言語表現や記憶に頼らず確認できるようにする。
・看護者・介護者の申し送りを書き込める伝言板を作り、文言を統一する。
・薬を一回分ごとに小袋に分け、飲み忘れをしないようにする。
・患者ごとの投薬量、投薬時間、薬剤単位に標準プロセスを導入する。

・一枚のカルテに医師は青、看護者は黒、パラメディカルは赤と色を変えておのおの記入し、全員が情報を得られるようにする。
・食事をしたことを忘れる患者の食器はすぐに下げない。
③模様替え……ものの配置を変えたり、飾ったりする
・病室の壁の色を暖色系に塗り替える。
・匂いの強い花は窓際に置く。
・排泄の自立を促すため、ポータブルトイレの下に台を置き、ベッドを低くする。
・処置車上の整備（整頓、配置のしかたの検討）。

（4）環境内で計画する

①スケジュールを作る…スムーズな看護のために計画を立てる
・緊急時のための連絡先リストを作っておく。
・お金を取られたと言わないように、買ったものを書きとめる。
・定時外入浴
・転倒を防ぐためにレクリエーションで足腰を鍛える。
・薬剤師との情報交換。
・基本的な手順を、誰でもどんな時でも確実に実施できるものにする。

②転ばぬ先の杖……事前に注意を喚起
・排泄の自立を保つために、トイレ近くの部屋へ移動する。
・失禁しないよう、毎食時前後にトイレ誘導する。
・各部門の作業段階ごとのチェックシートを作る。

埼玉県の療養病院のT師長がこんなふうに話してくれました。
「二〇〇〇年四月から実施された介護保険法には、〝身体拘束については、生命または身体を保護する緊急やむを得ない場合を除き、身体的拘束その他の行為を行ってはならない〟という規定がもりこまれています。不穏の患者さんを長時間車椅子に乗せておくのも、抑制になります。人間をしばる形で看護管理してはならないのですが、まだまだ患者さんの生命維持と保護のために、最も有効な方法だと考える現場があるのが気がかりな点です。他によい方法はないかといつも考えている私たちでありたいと思っています。

急性期と慢性期で、看護ケアの現場では、多少の対処方法の違いはあると思いますが、その基本と目的は同じだと思います。看護ふれあい学の環境改善の視点で工夫をしたり、能動的な聞き方を活用したりして、拘束せずに転倒や転落を防ぎ、不穏に対応できています。

例えば、
①マットがなくても、ストックしてある紙おむつを大きな袋に入れて、降ろしたベッドの脇に置き、

マット代わりにしました。

②今まで睡眠薬を飲ませて寝かせていた患者に、特に不穏のときだけ、お腹がすいているのかもしれないと、紅茶やおまんじゅう（いただいたものをとっておいて）をあげたり、厨房に頼んで、小さなおにぎりを作ってもらってあげるようにしたら、安心して寝られるようになりました。

③さみしい、さみしいと言う人には、ナースセンターで、能動的な聞き方で、少し話を聞いてあげたり、同室の人に迷惑をかける場合は、ベッドをナースセンターに移して、そこの電気を消して、「私たちはここにいますよ」と声をかけていると落ち着きます。

「寝られない」と患者さんが訴えれば、医師は薬の処方しかないと考えますが、私たちは、「薬も注射もいらないよ」と言っています。看護は医師の介助ではないというポリシーをもって、患者さんの機能を生かす対応ができるのです。排泄の自立をうながすために、言葉がなければ、ベッドの柵から足を出して、尿意を知らせてもらうようにしたり、お金がなくなったと訴える患者さんには「ワーカーさんも私も、お金がなくなったと言われると困るのよ、泥棒がいると首になっちゃう」と、小づかい帳をつけて、いくら残っているか、自分でも書くようにしてもらったり、患者さんと一緒に環境改善策を考えて決めています。

例えば、

患者「泥棒が来てお金を盗んでいった」

看護者「（小づかい帳を調べて）あるわよ、ピッタリよ」

患者「そうかい、夢だったのかい、でも確かに入ってきた」
看護者「そう、恐かったんですね」
患者「あんぱんなんか買ってない」
看護者「買ってないの？　でも小づかい帳に書いてありますよ」
患者「そうだっけ」
と、それ以上騒がずにすみます。

家族が共倒れになることを心配して退院をしぶる場合に、患者さんの退院後を、ホームや、中間施設のことも視野に入れながら、一緒に介護方針を決められるように、環境改善の四つの視点をとり入れて、家族の気持ちを能動的に聞きながら相談すると、大変スムーズにいきます。

介護方針は、ともすると患者中心に、病院側の方針で語られる傾向がありますが、患者さんにも、家族にも発言権があるわけですし、医師や看護者とともにアイデアを出し合い、お互いの気持ちを聞き合って決めていく必要があると思います。そうすれば、『退院させられてしまった』という不満を残さずにすむのではと、今までの反省もこめて、皆と話し合っています」

小さな工夫が大きな効果を呼ぶ――環境改善のあれこれ

（1）待合室でさわぐ子どもにクレヨンを

〈問題〉病院の待合室で、子どもがぐずったり、さわいだりするのを何とかしたい。

〈改善〉来院する幼児のために、子どもに人気のあるキャラクターもので、水で落ちるタイプのクレヨンを用意した。

〈結果〉親と一緒にきた子どもでも、親の治療中待つことが苦にならず、おとなしく、楽しそうにしている。スタッフに絵を見せたりすることで親しくなり、リラックスしている。自分の治療時にも不安が減ったようだ。

（2）タバコのポイ捨て防止策が病院全体のイメージを変えた

〈問題〉待合室を禁煙にしたら、外玄関や駐車場にタバコの吸い殻が落ちていることが多くなった。

〈改善〉外玄関にベンチと灰皿を置き、花を植えた鉢をたくさん置いて、居心地のよいスペースを作った。

〈結果〉タバコの吸い殻もなくなり、玄関の花が建物全体のイメージを明るくして、とてもよくなった。ベンチは多くの人に利用されている。

（3）水道の蛇口の閉め忘れ防止策

〈問題〉在宅で家族の介護を受けているSさん（七六歳男性）は、最近、トイレのあと手を洗うのに水道を使っては栓を閉めるのを忘れ、水を出しっぱなしにしていることが多くなった。

〈改善〉認知症のあるSさんに、家族は最初、水道を閉めるように注意したが、効き目はなかった。

注意をくり返すと不穏になる可能性もあり、介護側のエネルギーのむだづかいにもなると考え、Sさんの目が向くよう、蛇口と栓に蛍光ピンクの円いシールを貼った。

〈結果〉蛍光ピンクが目立つせいか、Sさんは必ず栓を閉めるようになった。シールは色があせたり汚れたり、あるいは、はがれそうになったりしたら取り替える。

医療過誤をなくす環境改善を

医療事故があとを断たない現状で、どうすれば事故を起こさずに患者も看護者も守ることができるか。根本原因の分析とシステムの再考・改善は、日本の医療現場全体の問題ですが、身近なところから、先に述べた例のように、環境改善の八つの視点で、アイディアを出し合い、話し合っていくことが有効です。当たり前になってしまっていることを、もう一度、自分たちや患者の日常の動きと照らし合わせて見直してみると、気づくことがあるかもしれません。

人間の判断ミスや思い込みによるミスがあっても、事故にならない器具・器材の開発は急務です。誤接続が必然的に防止できる別々の形や、別々の大きさになっていれば、間違えることはないのですから。開発への提案をメーカーに積極的に働きかけていく時、看護者の欲求を明確にして、発想を転換した豊富なアイディアを出し合えば、実現の可能性を増すことができるでしょう。

第一八章　勝者も敗者もない第三法で対立を解決する

行動の四角形の一番下に、まだ残るもの

「環境改善」を行った結果、看護者が問題をもつ領域はさらに小さくなりました（図1）。しかし、ここに、まだ解決できない問題が残されています。それが、看護者が「対決のわたしメッセージ」を伝えても患者が行動を変えないために、患者と看護者の間に起こる対立です。

人間関係のなかで対立という言葉は次のような意味で使われます。

①人々の行動や欲求が互いに干渉し合ったとき、その間で生じる戦いや衝突
②両方が張り合って立つこと
③お互いの価値観が適応しない

など

対立は「悪」ではない

対立と聞くと、いかにも険悪な、排除し合う人間関係を連想してしまいませんか。特に看護者の立

図1

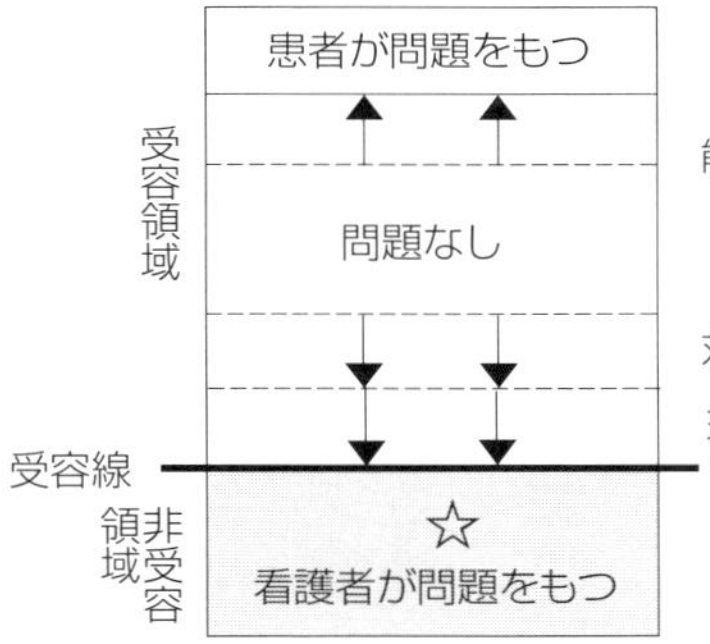

場で患者と対立することを、何か大変いけないこと、あってはならないことのように感じている看護者は少なからずいることでしょう。看護の現場では、「看護者は患者と対立すべきではない」とか「対立がないことはすばらしいことだ」と教えられてきた固定観念にしばられがちです。

「私たちが患者さんと対立することは、まずありません。言い争いもないし、とてもうまくいっています」

「意見が食い違うときは、大きな対立になる前にどちらかが折れますね。うちの看護師は思いやりにあふれているし、患者さんは皆さん、とても素直なんです」

このように「対立がない」ことを強調し、胸を張る看護者も多く見受けられます。

しかし、一見対立がないように見えても、実は、対立があるのに現実から目をそらせていたり、対立を予知したときには無意識のうちに（あるいは意識的に）それを避けようとしたり、間接的に処理しようとしているのです。

はたして、対立は「悪」でしょうか。「目をそらし」「避けなければならない」ほど悪いことなのでしょうか。

そんなことはありません。人と人との関係に、対立はあって当然です。なぜなら、人は一人一人別個の人格をもち、欲求も異なります。感じ方や考え方、行動のしかたも千差万別なのです。相手の行動が自分の希望と明らかに違ったときに生じる状態を対立と呼ぶなら、どんな人間関係にも対立がないほうが不自然です。対立を経験することは、人間関係にとって避けられない、しかも必要なことなのです。

親業訓練の創始者、トマス・ゴードン博士は、「対立こそ人間関係の真実の瞬間だ」と指摘しています。

対立があることを恐れることはありません。対立が明らかになる、それを歓迎しましょう。対立がはっきりすることが、本音のつきあい、人と人との深いかかわりを築くスタートになります。大切なのは、その対立が解決されるか否か、どんな方法で解決されるかなのです。人間関係に健全な変化と成長をもたらすには、意見の一致よりも不一致のほうが役に立つこともあります。対立をいかに調整し、解決していくかは、いかに真実の人間関係を築いていくかということと同義です。

反対に、対立がないふりをしたり、対立をさけたりしていれば、いつまでも未解決の対立を引きずりながら、仮面をかぶった人間関係を続けることになってしまいます。

看護者が受け入れられない患者の行動に対して「対決のわたしメッセージ」を送り、抵抗する患者の思いを「能動的な聞き方」に切り替えて聞いても、患者が行動を変えないことがあります。患者が

図2　第一法（権威主義：看護者中心）

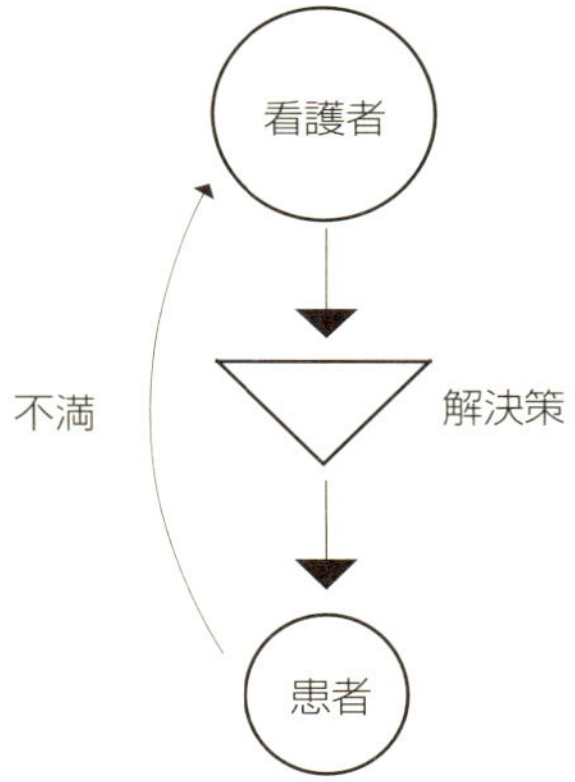

その行動を続けたいという強い欲求をもっているか、またはその行動を変えることに強い不安をもっているときです。

したがって、人間関係の中での対立は、お互いに満たされない欲求がある証拠なのです。そう考えてみると、対立をまったく新しい視点で見ることができ、対立はあって当然の健全なものととらえることができます。そうすれば、対立から目をそむけることなく、解決への第一歩を踏み出す勇気がもてるはずです。

勝負をつける解決の方法

ところが、欲求の対立を解く方法としてとられるのは、たいていの場合、一方の意見を通して他方が従う方法です。看護者と患者との関係でいえば、看護者の言い分に患者を従わせる方法か、または看護者が患者の言いなりになる方法です。前者を第一法、後者を第二法と呼びます。いずれも勝ち負けがはっきりしています。

1　第一法……看護者が勝ち、患者が負ける（図2）

看護する側が自分の目的を達成するために、患者に対して権威・権力を行使して、患者を従わせます。看護者としての強い使命感から、「患者をきちんとコントロールして、患者の心身の安全や生命を守らなければならない」と、自分がこうと信じたことや、よいと思う解決策を患者への押しつけとも思わずに強制する場合です。

しかし、たとえ患者のためによかれと思ってすることであっても、患者は、対立が公正に解決されていない不満をかかえることになります。また、一方的な指示や命令、叱責《しっせき》などに対しては抵抗感をもちます。

その結果、患者は看護者の言うことに表面的には従うかもしれませんが、陰で看護者の悪口を言ったり、看護者に嘘をついたり反発したり、恐怖心を抱いて心を閉ざしたりすることになりかねません。患者は自らの疾患に加えて精神的な辛さや苦しさをかかえ込むことになり、患者自身への悪影響と同時に、看護者にも悪影響を及ぼします。

「甘いものを食べてはいけないと、何度も言ったでしょう。また、この前みたいに具合が悪くなっても知りませんよ」

「九時消灯が病院の決まりです。眠くなくても灯りを消してください、周りに迷惑をかけないでくださいね」

このような言い方で指示を守らせようとする看護者に、患者が心を開くでしょうか。患者は、看護者の目を盗んで好物を口にするようになるかもしれませんし、看護者への反発や自己嫌悪の思いで、かえって眠れなくなってしまうかもしれません。

こうなると、看護者側も本来の医療や看護の目的を満足に果たせなくなってしまいます。そして、自分でも気づかないうちに抵抗する相手に言うことを聞かせようと権威主義を強めていくことになります。

(1) 権威主義の悪影響と患者がかかえる問題

第一法を用いて対立を解消しようとすると、おしつける力、すなわち権力に対する闘い、回避、防衛またはその影響を無効にするための努力を相手に起こさせます。そのため患者と看護者の間に次のような事態を生じます（看護者同士の間でも同じです）。

①看護者へのコミュニケーションの減少

「患者が何も話してくれない」、「自分の耳に入るのは最後になる」。患者は解決策を押しつけられたくないので、事実を知らせないのです。

②ごますり、その他の迎合的反応

看護者の意見に同調するように意識的に努力して、顔色をうかがい、結局、みんなに嫌われます。

③破壊的な競争意識と対抗意識

告げ口、陰口、ごまかし、中傷が横行します。自分が罰を受けないように、他人に責任を転嫁し、他人を悪く見せて、相対的に自分をよく見せようとします。

④服従と順応

言われたことだけやって、いちいち言われなければ何もしないため、いつも看護者が問題解決してあげなくてはならず、対応に時間ばかりとられます。

⑤反抗と挑戦

強制されることに抵抗するため、指示されたことと正反対なことをわざとします。子ども時代に、両親や教師の権力に反応することから学んだ、反抗的態度が出てきてしまいます。

⑥同盟と連合の成立

看護者の権力の優位性とつり合いをとろうとして、患者同士がしめし合わせて、反抗を試みます。

⑦逃避

権威主義の悪影響は、患者が看護者を避ける事態を招き、ときには退院、転院にいたることもあります。看護者間では、退職者が増えるでしょう。

権力は、それを行使される患者を損なうだけでなく、行使する人自身をも損なうものです。

（2）権力が、看護者自身に及ぼす不利益

①時間の代償

権力への抵抗に対応するための、時間と労力を費やすことになります。

②実施の代償

押しつけられた決定を実行する動機づけは低いのが普通です。消極的な抵抗「健忘症」も引き起こします。

③疎外の代償

患者たちから疎外されてしまい、人間関係が損なわれ、患者との親密な心の交流ができなくなります。

④ストレスの代償

看護者のストレスは、その仕事の責任から来るものよりもむしろ、患者にルールを守らせるためにいつも用心深く、患者に不信感をつのらせながら看護をしていることから、また権力を行使したことへの罪悪感や、その結果に対する心配からきていることが多いのではないでしょうか。

⑤影響力減少の代償

第一法を用いると、看護者のもっている知識や、事実を示して、患者に影響を与える力を失い、正当な仕事上の権限も有効に活用できなくなってしまいます。

2　第二法……看護者が負け、患者が勝つ

第一法とは反対に、看護する側が負け、患者の言い分が通ります。相手が病人で弱い立場にあるから「いいえ」と言いにくい、というのと同じ理由で、看護する立場にある自分が（不本意であって

図3　第二法（言いなり主義：患者中心）

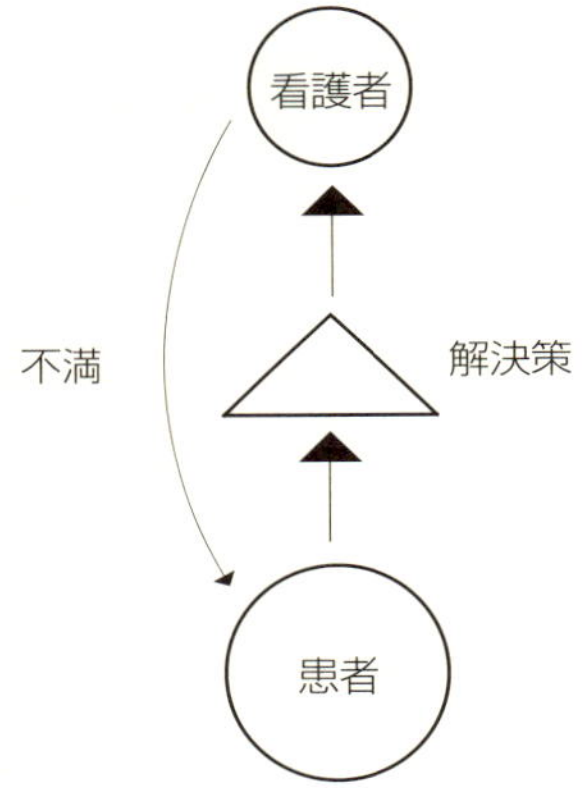

も）折れてがまんするとか、看護者の「対立を避けたい」という事なかれ主義やあきらめによって、患者の欲求をのむ形で終わります。

例えば、安静時間を守らないで歩き回る患者や、食事制限中にもかかわらず勝手に飲食をする患者などをコントロールするのをあきらめ、したい放題にさせておくような場合が、これにあたります。職業意識の強い看護者は、この第二法をとることはあまりないでしょう。

第二法で負けてしまった看護者は、欲求が満たされていないため、看護者としての自尊心が傷つき、イライラが募ります。患者に対しては不満をかかえ嫌悪感をもったり親切な気持ちを失ったりして、看護の業務にも支障をきたすようになることがあります。

第二法で対立の解消を経験し、勝者となった患者は、敗北した看護者に不信感・不安感をもち、看護者を尊重することができなくなります。また、自分の欲求を通すために、利己的・自己中心的な傾向をますますつのらせるでしょう。

図3のように、看護者から不満を受け取っているために、人間としての愛情をかけてもらえていると思えない不安から、看護者を困らせる行動をエスカレートさせて、愛情や受容を確かめようとする規制を強化してしまうのです。両者の溝は深まる一方です。

3　第一法・第二法の間を揺れ動く

看護者のなかには、第一法・第二法の両方を使う人もいます。看護者の使命感に燃えて第一法を使った後に、それに疲れて第二法に移行する、第二法で患者を甘やかしておいて、がまんできなくなって第一法を使うようになる、などです。

また、患者に接する複数の看護者に、第一法ばかり使う看護者がいるかと思えば、第二法だけの看護者がいるというような場合も考えられます。

例えば、勝手に散歩に出かける患者に看護者Aが絶対安静を命じたあとで、看護者Bが来て「病院の庭ぐらいだったら、歩いても大丈夫ですよ」などと言う。あるいは、看護者Aは食事を残らず食べるように厳しく指導しているのに、看護者Bだと残しても無言で食器を下げる、などというケースです。

このような混合型は患者を混乱させ、やがては患者に、看護者の顔色を読んでうまく立ち回ることを教える結果を生みます。

図4　第三法（勝負なし法）

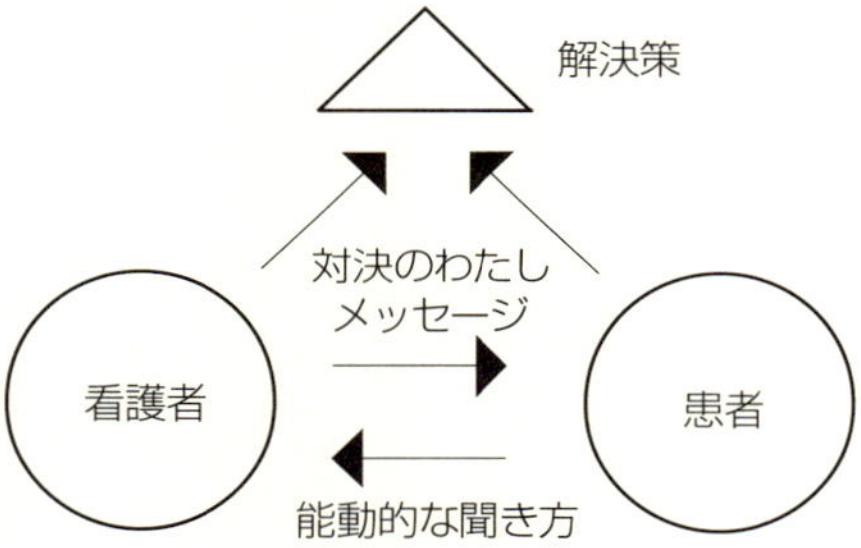

4　第三法（勝負なし法）とは

ここまでに述べたような、対立する者のどちらかが勝ち、どちらかが負けるという、勝負をつける形での対立の解決法は、人間関係に好ましい影響を与えません。

そこで、どちらも負けない方法で対立を解く方法を考えてみましょう。いわば両者がともに勝つ、勝負なしでの解決法です。これを勝負ありの第一法・第二法に対して、第三法と呼びます。（図4）

第三法は、力を使わないという原則に立ち、一方だけの欲求を満たすためにもう一方が犠牲になることのない解決法です。

対立する者同士（看護者と患者）が協力して、お互いの欲求を満たし、納得のいく解決に結びつくさまざまな案を出し合い、次に、ともにその案を検討し、お互いにとってもっとも好ましい解決策を選択していきます。

大切なことは、両者が一緒に解決に向かうということです。その過程で、双方が本音で話し合いができるように、「対決のわたしメッセージ」で自分の欲求を表現し、「能動的な聞き方」で相手の気持ちを聞き、相手の欲求をつかむことを心がけます。そこに、第三法の意義があります。つまり、解決へ向かう過程での双方の対話を通して理解し合い、人間関係が培《つちか》われていくのです。そうした過程を経て出された結論としての解決策は、看護者も患者も一方的に無理をしたりがまんをしたりしないですむ、双方の納得のいくものになります。

第三法の具体的な方法を述べる前に、人と人との間に起こる対立について、整理しておく必要があります。

欲求の対立か価値観の対立か

私たちは日常生活の中で、さまざまな形で対立を経験しますが、すべての対立が第三法で解決できるわけではありません。効果的な方法を選ぶために、第三法で解決できる対立、第三法では解決できない対立を見分けることが重要になってきます。

トマス・ゴードン博士は、対立を「欲求の対立」と「価値観の対立」の二種類に分け、第三法で解決できるのは「欲求の対立」のほうであるとしています。

では、「欲求の対立」と「価値観の対立」は、どのように区別すればよいのでしょうか。

患者の非受容的な行動を変えるのに効果がある「対決のわたしメッセージ」は、

①相手（患者）の行動
②その行動が自分（看護者）に与える影響
③その影響についての自分（看護者）の感情
この三要素が入った三部構成にする必要がありました。

三部構成の「対決のわたしメッセージ」を伝えようとしたとき、きちんとした三部構成になるにもかかわらず、そのメッセージを伝えてもなお、患者が自分の行動を変えようとしない、今の行動を続けたい強い欲求をもつものが「欲求の対立」です。

そして、三要素のうちの「②自分に与える具体的な影響」が存在せず、二部構成になる対立は「価値観の対立」と考えます。

ただし、看護者は影響があると考えて三部構成の「わたしメッセージ」を患者に伝えたとしても、患者のほうに、看護者に対して影響を与えているという意識がないか、または影響を認めなければ、これも「価値観の対立」になります。

以上のことをまとめると次のようになります。

●「わたしメッセージ」が三部構成になり、看護者と患者の両者が看護者への影響を認めている対立が「欲求の対立」であり、第三法による解決が可能。
●「わたしメッセージ」が二部構成で、明らかに看護者への具体的な影響がない対立と、看護者への影響があっても（三部構成の「わたしメッセージ」を作ることができても）、患者がその影響を認めない対立は「価値観の対立」であり、別の解決法が必要。

この区別をより明確にするため、ここに、ある母と娘の「対立」の例をあげてみます。

五二歳の母は、医師に二週間の入院加療が望ましいと言われました。ところが彼女はブティックを経営しているため、体調が悪いのに仕事が気になって治療に専念できません。娘は母に、医師の言うことを聞いて早く入院して、治療に専念し、健康を回復してから仕事に完全復帰してほしいと思っています。

そこで、娘は「わたしメッセージ」で自分の気持ちを母親に伝えました。

「お母さんが入院して体を完全に治さないと、私がブティックの仕事も家事も全部手伝わなくてはならなくて、忙しすぎるの。今のままではお母さんの体も心配だし、自分の用事はできないしで、悲しくなってしまうわ」

このメッセージを聞いて「それじゃ、早く入院して治療しよう」と母親が決心すれば、娘の「対決のわたしメッセージ」は母親に通じて問題はなくなりますが、母親が次のように答えると、どうなるでしょう。

①あなたの言い分はわかるし、私も早く治したほうがいいとは思っているのだけど、実際にはブティックを人任せにできないし、二週間も入院する決心がつかないの。

②あの医者は言うことが大げさなのよ。二週間入院するなんて冗談じゃないわ。私は大丈夫。あなただって、忙しい忙しいと言ったって、けっこう時間あるじゃない。

娘の「対決のわたしメッセージ」はきちんとした三部構成になっており、娘への影響があることも明らかです。①の場合、母もその影響を認めているので、これは「欲求の対立」となり、第三法による解決が可能です。

しかし、②の場合は、母は娘への影響を認めていません。そのため、第三法による話し合いの場に臨もうとしません。これは「価値観の対立」として、第三法ではない、他の方法によって解決しなければなりません。「価値観の対立を解く方法」については、一〇章で述べることにしましょう。

第三法による問題解決への道

私たちは毎日、意識する、しないにかかわらず、さまざまな問題を解決しています。それら問題解決の過程は、たいていの場合、教育学者のジョン・デューイ（注1）がまとめた、次の六つの段階をとっています。

第一段階　問題を明確にする
第二段階　可能な解決策を出す
第三段階　解決策を評価する
第四段階　最善の解決策を決定する
第五段階　実行に移す
第六段階　結果を評価する

この六段階を、個人の対立や、複数の人間がかかわる対立の解決に意識的に用いるのが第三法（勝負なし法）の基本です。

日常的な多くの問題の解決への過程はだいたいこの六つの段階に近い道をたどるのですが、途中から始めたり、いくつかの段階を飛ばしたり、対立する相手を無視して解決策を決定したり実行したりすることが少なくありません。すると、対立が深まったり、解決に時間がかかったり、解決のあとで新しい問題が生じたりすることになります。

第三法で大切なのは、対立する当事者が、自分と相手のどの欲求が満たされないのかをはっきりさせて、問題を明確にする第一段階から順序よく、ともに考え、ともに実行していくことです。

日本の看護・医療の現場では、インフォームド・コンセントが導入され、広がりを見せています。医療者側が、一方的に提供したものを受けてもらうのでもなく、もちろん患者の要求をただのむだけでもない、両者が納得できる形での医療・看護が求められているのです。患者にとってもっともよい看護を探る話し合いが、第三法を使うと可能になります。

よりスムーズな第三法の実行のために、看護者は、次のような準備をします。

①患者に、六段階についての簡単な説明をして、これに沿った方法で対立を解決したいということを伝える。

②双方がよいと思う解決策しか選ばない（敗者が出ない）ことを伝える。

③適切な時間を選ぶ。互いにゆとりのある時間帯が望ましい。

④「能動的な聞き方」と「わたしメッセージ」を使う心構えをもつ。
⑤筆記用具を用意し、記録を取る準備をする。
それではここで、第三法の手順の詳細を述べましょう。

第三法の六段階

(1) 第一段階……問題を明確にする

患者の行動が看護者を困らせているとき、まず、看護者のどんな欲求が満たされていないのかを明らかにします。そのためには、相手を非難したり批判したりしないで、看護者の欲求を「対決のわたしメッセージ」で相手に伝えます。

次に、「能動的な聞き方」で相手の欲求を聞き、何が問題か、看護者と患者の欲求のどこがどう違うのかをはっきりさせます。「対決のわたしメッセージ」で看護者の欲求を伝えた後に、患者からの反発や怒りが示された場合は、「能動的な聞き方」を忘れずに行い、その抵抗の中に語られる患者の思いを欲求としてとらえ直し、言語化します。

何が問題になっているのか、看護者が何を解決したいのかをはっきりさせ、患者もそれについて一緒に考える気持ちになっていることを確認してから、第二段階へ進みます。

第一段階では、対立する欲求を明らかにすることだけに集中し、あせって解決策について話し始めることのないよう、注意しましょう。

（2）第二段階……可能な解決策を出す

考えられる限りの解決策を、双方で出し合います。短時間で最良の解決策を考え出すのは難しくても、思いつくままにいろいろな案を出していくと、突拍子《とっぴょうし》もなく思われるような案が、意外といい結果に結びつくこともあるものです。「あなたの意見を聞かせて」「いいアイディアはありませんか？」と、まず患者から解決策を出させるようにして、その力をおおいに借りましょう。患者は自分の意見やアイディアが尊重されると協力的になり、反発が減っていきます。

この段階では、思いつくままに多くの解決策を出すことが大切ですから、どんな解決策に対しても評価や批判をしてはなりません。評価は次の段階にとっておきます。

このように、批判をせず、自由奔放《ほんぽう》に思いつく限りのたくさんの解決策を出すことをブレイン・ストーミングと呼びます。

（3）第三段階……解決策を評価する

第二段階で出てきた解決策の一つ一つを取り上げ、実行が可能か、お互いの欲求を満たすものか、うまくいかないとすればなぜか、などを十分に話し合います。

ここでは評価も批判も自由にできます。何がプラスか、マイナスか、効果と危険性はどうか、実行しやすいかなど、自分の気持ちや批判精神を大切にしつつも、同時に、患者の気持ちを「能動的な聞き方」で確認しながら進むことが肝要です。評価・検討を加えるうちに、さらによい案が出てくることもありますし、どう手直しすればよいかがわかることもあります。

この段階で十分にチェックしておかないと、本当は納得しない解決策を選んでしまうことになりかねません。

（4）第四段階……最善の解決策を決定する

前段階で評価・検討した解決策の中から、もっともよいと思われるものを選びます。看護者の判断だけで選択して押しつけるようなことをしたり、説得したり、あるいは看護者が納得できない策に妥協したりしてもいけません。これらは、第一法、第二法への逆行です。お互いが納得できなければ、第二段階・第三段階が不十分だったということになります。

双方が納得のいく解決策を決定したら、その解決策をどちらも正しく理解しているか、また双方の欲求を満たすものであるかどうかを確認したうえで、実行する約束をします。このとき、選択した解決策を書きとめておくとよいでしょう。

（5）第五段階……実行に移す

解決策が決まったら、実行についての具体的な内容を決めます。だれが、何を、いつまでにするか、などといったことです。これらを決めないと、せっかくの解決策が時間の経過とともに効力を失ってしまったり、なしくずし的に不実行で終わってしまったりする可能性があります。

第四段階での「実行の約束」を、患者にしっかり受け止めてもらわなければなりません。ただし、互いを尊重し合って決め、実行に移すのが基本ですから、患者が実行すると信じていることを伝えておくことが大切です。もし実行しなかった場合、「わたしメッセージ」で患者と話すか、または約束を思い出せるようにヒントを与えることもできます。

(6)第六段階……結果を評価する

解決策を実行した結果を、患者がどう感じているかを聞き、看護者はどう思っているかを伝えます。それぞれの欲求が満たされているかどうか、チェックするのです。最良と思って選択したものでも、実行に移した結果、弱点や欠点が見えてくることがあるかもしれません。また、新しい事実が出てきて、状況が変わる可能性もあります。

もし、欲求が満たされていなかったら、前の段階を見直して解決策を改めるか、まったく新しい策を考えるかします。患者と看護者で決めたことなのですから、変更したくなったときには、双方が同意すればいつでも変えられるのだということを理解しておき、柔軟な対応をしましょう。

第三法は、どんな人間関係の間にも使えます。人間は、他人から強制されたことよりも、自分が決定に参加したことのほうを実行する気持ちになります。第三法は、この「参加の原則」に従っているので、解決策を実行しようとする気持ちを相手が強くもつことになるのです。

第三法の実践

(1) 一人で寝たくない子ども、仕事をしたい看護者

〈状況〉小児病棟に入院中の五歳のC子が、夜一〇時になっても寝ようとしません。半分眠そうな顔をしながら、「寂しいからそばにいて」と泣いています。看護者は、そうすると仕事が時間内に終わらないので、仕事をしたいと思っています。

看護者は第三法を使ってこの問題を解決したいと思い、「どうしたらよいか、一緒に考えてみようね」と言って、C子のベッドサイドに座りました。

〈第一段階〉

看護者「私ね、今しなければならない仕事があるの。C子ちゃんはまだ寝たくないのね。でもC子ちゃんのところにずっといると、仕事が終わらなくて困るのよ」

C子「やだ、やだ。ここにいて」(泣き続ける)

看護者「私に一緒にいてほしいのね」

C子「うん。ずっといて」

看護者「一人じゃ寂しいんだ」

C子(少し泣き方がおさまって、うなずく)

看護者「私は仕事をしたい、C子ちゃんは一人では寂しい。どうしたらいいかなあ。一緒に考えてみ

る？」

C子　（キョトンとしている）

看護者「C子ちゃんだけががまんするんじゃなくて、私も仕事ができるといいんだけど。何かいい方法ないかなあ。どうしようか」

C子「どうしようか」（興味を覚えた様子）

〈第二段階〉

看護者「C子ちゃんの好きなテープ、かけようか」

C子「テープなんか、やだ。もう何度も聴いたもん。そばにいてよ」（また泣く）

看護者「そうか。テープはもうあきちゃったのね」

C子「ご本、読んで。もう泣かないから」

看護者「絵本を読んでほしいのね。うーん。ほかに何かいい方法ないかな」

C子　（べそをかいている）

看護者「私に一緒にいてほしいんだよね。私がC子ちゃんのベッドの脇でできる仕事をするというのはどう？」

C子　（うなずく）

〈第三段階〉
看護者「絵本読んでると、私が仕事できないでしょ。だから、絵本は読んであげられないけど、C子ちゃんが寂しくないように、私がここで仕事をするのだったらできるわ」
C子「うん！」（泣きやむ）
看護者「C子ちゃんもそれでいいのね」

〈第四段階〉
看護者「そうしよう。今、お仕事もってくるからね」

〈第五段階〉
看護者は、C子から今日あった出来事を聞いたり、言葉遊びでしりとりゲームをしたりしながら、ベッドの横で看護記録を書く。

〈第六段階〉
二〇分ほどで、C子は自分から「もう寝る。毛布かけて」と言い出し、すぐ入眠。

この例でわかるように、相手が子どもだったり第三法に慣れていなかったりすると、第二段階で案を出したとたんに第三段階の評価が行われることがあります。問題が単純であれば、それも自然の流れと受け止めて、前に進んでもかまわないでしょう。ただし、看護者側は相手のアイディアにすぐ評価をしてしまわずに、お互いに考えられるだけのアイディアを出すブレイン・ストーミングの原則を忘れないようにすることが大切です。そうしないと、患者は結局、看護者に都合のよいアイディアしか出してはいけないと思って、せっかくのユニークなアイディアを引っこめてしまうかもしれません。

一方、第三法を双方が知っていれば、対立は驚くほどスムーズに、気持ちよく解決へと進みます。

(2) 勤務スケジュールをめぐる看護師Aと看護師Bの対立

〈状況〉看護師Aは、子どもの参観日があるため、看護師Bに勤務を替わってほしいと頼みました。ところが、看護師Bには、その日は友だちに会う約束があると言います。両者とも看護ふれあい学講座を受講しており、第三法を実践した経験もあるので、この対立を第三法で解こうということになりました。

〈第一段階〉

看護師A「一〇月の第二日曜は子どもの学校の授業参観日なの。私はいつも仕事優先で娘に寂しい思いをさせているから、今度は出てやりたいのよ。給食を一緒に食べて、一時半までかかるのだけど」

看護師B「そうよね。がっかりさせたくないものね。だけど、私のほうも三年ぶりに田舎から出てくる友だちと、二時から映画のロードショーに行く約束して、珍しくはりこんで前売り券も買っちゃったんですよ。とても断れないわ。彼女も私もずっと前から楽しみにしていたんですもの」

看護師A「ビッグイベントが重なっちゃったのね」

〈第二段階〉

看護師AとBで考えられる案を次々と出していく。

①勤務を誰かほかの看護師に頼む。
②看護師Aは授業参観をあきらめ、夫が代わりに行く。
③看護師Aは授業参観をあきらめ、夫の母が代わりに行く。
④看護師Bが、映画を観る時間を夕方に変更する。
⑤看護師Bが映画に間に合う時間まで勤務し、看護師Aは授業参観を少し早く切り上げて、看護師Bが出かけるまでに勤務につく。

〈第三段階〉

各解決策を評価する。（この部分、表組を作る）

①この日都合のつく看護師はほかにいない。（両方×）
②看護師Aは前回の授業参観も夫に頼んだ。今度はお母さんに来てほしいと娘が言っているし、夫は

今回は行きたくないと言っている。（看護師Aは×、看護師Bは○）
③娘の願いをかなえたいから、おばあちゃんではダメ。（看護師Aは×、看護師Bは○）
④看護師Bは、その日の前売りは他の時間帯はすべて売り切れなので、どうしても予定通り二時からのを観たい。（看護師Aは○、看護師Bは×）
⑤看護師Bは一時前に病院を出れば映画に間に合う。看護師Aは給食を食べずに学校を出れば、一二時半には病院に着くことができる。（看護師ABともに○）

〈第四段階〉
最良のものとして、両者が○をつけた⑤に決定。

〈第五段階〉
実行に移す。解決策をもっとも有効に実行できるように、手はずを整える。
看護師Ａ「おばあちゃんと一緒に行って、給食と午後の授業はおばあちゃんにいてもらうようにするわ。ああ、助かった！」
看護師Ｂ「友だちにはランチは無理と伝えておきます。でも、夕食ゆっくりできるから、大丈夫ですよ」

〈第六段階〉

後日、結果を評価した。

看護師Ｂ「授業参観はいかがでしたか」

看護師Ａ「おばあちゃんと二人で行ったから、娘は大喜び。午後も私がいないからといって、不満そうでもなかったというし。本当にありがとう。そちらは映画、間に合った？　おもしろかったの？」

看護師Ｂ「前売り買ってあったから、余裕ありました。楽しかったですよ」

看護師Ａ「引き継ぎ時間が一〇分というのが短かったわね。私がもう少し早く学校を出ればよかった。でも、本当に助かったのよ」

看護師Ｂ「どういたしまして。お互いさまですよ」

この看護師同士の事例で、最初、看護師Bが聞かされた「依頼」は、看護師Aが「勤務を替わる」という策を一人で決定しそれを実行しようとした、問題解決の過程でいう第四・第五段階にあたるものでした。もし、看護師Bがイヤだと思わずに、看護師Aの要求を聞き入れることができるのなら、対立は起きません。しかし、看護師Bには「友だちに会い、映画を観たい」という欲求があったために対立が起こりました。

人間関係の対立では、問題解決の過程ではじめの三段階を省略して解決策を決めてから話し合ってしまうと、それを採るか採らないかになって、解決が難しくなります。それでもなお、そのまま解決しようと話を進めていくと、感情的にもつれて両者の対立は深まり、多くの場合、第一法か第二法、つまり勝負ありの形でわだかまりを残した結論を見ることになるでしょう。

例えば、こんな具合です。

看護師A「一〇月の第二日曜日は子どもの学校の授業参観日なの。お願い、勤務替わってね」
看護師B「私？　ダメですよ、ダメ。私だって約束があるんですもの」
看護師A「えーっ！　そんなぁ。この前は私が替わってあげたじゃない。そのとき、この次は私が替わりますからって、あなた言ったじゃないの」
看護師B「でも、その日は特別なんです。友だちと三年ぶりに会うんです。三年ぶりですよ」
看護師A「だから若い人って勝手だっていわれちゃうのよ。自分の都合しか考えないんだから」
看護師B「……」

こうなってしまっては、両者に納得のいく解決ができるはずはありません。そこで看護師Aと看護師Bは、このような状況を避け、第三法で対立を解くために、第一段階へもどりました。お互いの欲求が対立しているのですから、第一段階からきちんと手順を踏み、二人の間の問題が何なのかを明らかにすれば、両者の欲求を満たすための解決策はたくさんあることに気づき、人間関係の対立も案外簡単に解決できるのです。

そして何より、対立に端を発した両者のやりとりが、「ありがとう」「どういたしまして」と感謝の言葉をかけ合い、温かい気持ちで完結するのが、第三法の素晴らしい特色です。

第三法（勝負なし法）の利点

(1) 決定事項を実施する責任感の高揚

問題解決の過程に参画し、相互に満足する解決策を作りあげることができたときには、人は、自分たちの決定であるという感情をもちます。他の誰かが一方的に決めた場合よりも、決定の実施に対して強い動機づけをもちます。これを「参加の原則」と呼びますが、決定事項がうまく作用するかどうかを見届ける責任があるという気持ちになるので、強制的に同意を求めなくてもすみます。このため、いちいち指示したり、見張っている時間が節約でき、他の看護活動にあてる時間を増やすことができます。患者の日常生活行為のレベルアップにもつながります。

(2) より高度な決定

看護者が一人で考えたアイディアより、対立に関係するすべての当事者の創造性と経験と、頭脳力を集めて出したアイディアのほうが、質の高い決定を生み出すことが多いことは、いうまでもありません。ブレイン・ストーミングによって、より多くの創造的な解決策が出てくれば、自分たちの欲求にもっともよく合った解決策にたどりつくことができます。

（3）より温かい関係

第一法、第二法（勝負あり法）では、どちらかに怒りや不満が残りますが、第三法（勝負なし法）では、当事者がお互いに、相手によい感情を抱いて終わりになります。納得し合って解決できれば、その後はお互いに好意以上の、感謝し、配慮し合う感情が生まれる可能性があります。

（4）迅速な決定

患者とトラブルを起こしたとき、とてもそれを解決する手だてがなさそうだからと、何週間も何か月も、そのままにしておいた経験はありませんか。第三法の助けを借りれば、もめている当事者は、感情や欲求を表に出し正直に問題に直面し、解決策がないかと探すことができるのです。看護の現場では、医療との関係や微妙な財政的問題、家族を含めた人間関係について、意見の違いが生じて非常にこみいっているケースが多いでしょう。適切なデータを持っているスタッフや、決定に伴って影響を受ける人を参加させて話し合えば、こうしたもめごとは、はるかに迅速に解決できるのです。

（5）売り込みが不要

第一法では、看護者が決定したことを、実行する患者に時間をかけて売り込む必要がありました。その売り込みに要する時間は、決定を下すのに必要な時間を上まわり、しかも、それに上乗せされてしまいます。もめごとの当事者全員が、最終的な決定をいったん受け入れれば、その後の売り込みは必要なくなります。

第三法が身につくと、スタッフ同士の対立がスムーズに解決されて、適切なチーム医療につながっていきます。

ある病院で看護者と介護者の間で「必ず報告してって言ったじゃないの」、「そんなこと聞いていません」という、言った、言わないの会話が多く、特に看護スタッフから介護スタッフへの情報提供不足が問題になりました。そのような苦情が目立ちはじめたときに、全員で問題を出し合って、話し合った例が報告されています。

①介護側に医療用語表を渡し、自分たちで看護記録に記入する。

②介護・看護合同カンファレンスを設ける。

③看護者の立てた個々の患者の介護計画について、問題点を情報提供し合い、話し合って解決策を出す。

④それを記録し、次のカンファレンスで再検討する。

などのアイディアを選択し、実行にあたって、カンファレンスの進行方法を改良したり、ＯＨＰを導入したりと、積極的に取り組みました。

第三法の六段階を踏んで、参加の原則に基づき、全員で検討することが、看護者、介護者、患者の三者によい効果をもたらしたのでしょう。結果は、患者の状態、治療、介護方針などについて介護者の理解が深まり、カンファレンスで意見が出せるようになり、看護、介護両者に参加意欲の向上、意識の変化が見られるようになったそうです。今まで申し送りが不十分で統一性のなかった患者の自立援助が、ケアが継続的に行われるために嚥下訓練食の患者が全粥を摂取するまでに、布おむつだった患者がポータブルトイレでの排泄までに、驚くほどのレベルアップしたという効果もみられていまず。

第一法を使う場合

「勝負あり法」での問題解決は、両者の間にしこりを残します。ところが実際の看護場面では、看護者から患者へ向けて第一法を使ってもかまわない、あるいは使わざるを得ない場合も出てきます。次のような場合です。

①今現在、はっきりした危険があるとき
②理屈や説明が通らないとき
③時間切れや説明する時間がないとき
④自分の欲求が強く、他のことは考えられないとき

こうした場合に大切なのは、その後のフォローです。なぜ、第一法を使わなければならなかったかを説明する、謝る、あるいは相手の気持ちを能動的に聞くなどして、第一法を使ったために相手の心に生じたしこりやわだかまりを解く必要があります。ときには、何らかの形で償ったり補ったりすることで相手の欲求を満たす、また、将来同じようなことが起こらないようにするための措置をとるこ

となどが求められます。

　具体例を挙げてみましょう。

①体を起こしてはいけない患者が言うことを聞かずに起き上がろうとしたとき
「起きてはダメです」と言葉で制止または行動で阻止する
フォロー：安静にしていなければならない理由やナースコールの方法などをわかりやすく説明し、患者の気持ちを能動的に聞く。

②認知症の患者が予防注射の必要性を理解せず、嫌がったとき
注射をする
フォロー：「注射、痛かったですね。でも、今、風邪が大流行だから、予防注射はしておいたほうが安心なんですよ。協力してくれて、ありがとう」

③手術室へ向かう看護者に、患者がしつこく話しかけてきたとき
「後にして！　もう手術が始まってしまうの」
フォロー：「さっきは失礼しました。ものすごく急いでいたものだから。もう大丈夫ですよ。お話、聞かせてください」

④子どもがいたずらでガラスをこすって出す音に、生理的な不快をもよおしたとき
「やめて！　その音にはがまんできないのよ」

フォロー：「急にイヤな音がしてびっくりしちゃった」「退屈だったのかな」

生きた看護の再構築へ

看護者が、患者の回復過程を援助し、またその人が生をまっとうできるようにかかわるためには、患者とのコミュニケーションはもとより、看護スタッフ間、医療チームとの心の通い合った人間関係が求められます。「おのおのが自分に定められた職務を確実に果たすようにする」のは、そんなに簡単なことではありません。看護ふれあい学講座は、体験学習を通して、看護者のなかに人間に対する信頼感と、コミュニケーションへの自信を育てます。その確信に基づいているからこそ、スタッフを信頼し、患者を信頼して、講座で学んだ具体的な問題解決法を駆使《くし》して、看護ができるのです。その実践の一部をご紹介します。

(1) 排泄の自立を目ざして

老人看護で、寝かせきりにしない介護を目ざして、おむつに頼り、バルーンカテーテルを留置したままだった高齢者たちの排泄の自立を病棟ぐるみの取りくみとして実現されたT師長（埼玉県S病院）の話をうかがいました。

「おむつをはずす排泄の自立途上では、便や尿による汚染はしかたがないことなのですが、患者さんにとっては、介護者や同室者に対する遠慮が増大して、辛い試練になります。そんなとき、患者さんの羞恥心や自尊心を無視してのケアでは、信頼感が生じにくく、自立が望めなくなってしまいます。スタッフに、否定しない会話として、能動的な聞き方を実践することを徹底し、患者さんへの声かけの回数を多くして、ナースコールを活用しやすいように指導しました」

ときには『おしっこが出そうで出ない』と大声で訴える八八歳の患者さんをナース室に誘って、能動的な聞き方で、好きなだけ話してもらうと、一時間話し続け『やっと人間らしくなれた』と帰室されたこともあったそうです。

「この患者さんは、右大腿骨頸部骨折で入院され、留置カテーテルを挿入し、常時おむつ使用の状態でした。車椅子で身障者用トイレへ誘導介助したり、ポータブルトイレをベッドの脇へ置き、ベッドを低くし、排泄動作を容易にするために、常時下着はズボンとするなどの環境改善を行うことからはじめて、現在では、自らトイレで排泄できるようになり、敬老会で介護者とダンスを楽しむまでになって、退院後ホームに入所されました。なかには『おむつをしているほうが温かい』と言っておむつカバー除去に抵抗を示す患者さんもいます。そんなときは、受けとめて聞きながら、おむつカバーをしないほうが歩行が楽であることを説明し、実際に歩行器の訓練やポータブルトイレでの介助を行いました」

成功時には、肯定のわたしメッセージで喜びを共有することを心がけ、間に合わずに寝衣を汚したときにはスタッフは「大変」という言葉を禁句として速やかに清拭、更衣、汚染部の清掃を実行し、患者が落ち込まずにすむように細かい配慮をしたそうです。このような取り組みを進めるうちに、何事も投げやりだった大腿骨骨折手術の八二歳の患者はリハビリに積極性が出てきて、歩行器を使って汚れ物を洗濯するまでになりました。また、八四歳の脳梗塞後遺症による右下肢不全麻痺の患者は、排泄が自立してからは、ほとんどベッドにいることがなくなり、一人で一階ロビーまで行って、友人や家族を待つ日が多くなったそうです。まさに「介護する側の都合で行われる排泄ケア」を改善する取り組みが患者の日常生活動作を拡大し、ＱＯＬを高める援助につながっています。

(2) 九一歳の高齢者でも

九一歳になる難聴の患者が、ポータブルトイレの脇に転倒され、左大腿骨再骨折というアクシデントにみまわれたにもかかわらず、おむつ内排泄を拒否されたとき、患者の気持ちをくみ、排泄の自立を実現したケースは、人を生かす看護の可能性を示しています。

「再手術後〝殺してください〟とすがり、〝痛い〟と訴える患者さんの気持ちを受け止めて、不穏をなくすことを心がけ、抑制せずに体位交換を優先して、ベッド上の安静を図りました。看護は患者の回復過程を援助するという基本を大切に、ナースコールのときの話しかけを多くして、お孫さんのことを話題にするなど、積極的にコミュニケーションをとっていきました。また、再転倒の危険を防ぐために、ポータブルトイレ使用の際、手で捉まる場所を確保できるようにし、トイレの高さを調節したり、足の位置や、靴下を脱ぐことなどの環境改善策を考え合い、実行することから、一人で安心して排泄できるようになりました」

そうなるとベッド上で、自発的に下肢の運動をしたり、作業療法を楽しみにして、午後には自ら正座をするほどの積極性が見られるようになったそうです。その結果、認知能力障害の改善もみられ、介護者が車椅子にのせてフロアーに行くと、他者への気遣いをしたり、大きな声で笑う姿は、九一歳とは思えないほどだということでした。

「これまでの排泄ケアは、一定時ごとのおむつ交換と、一日の排泄回数の集計（便、尿の性状）だけを診ていたように思います。今回、私たちが排泄の自立を目標に、コミュニケーション技術を積極的に活用してケアしたことにより、患者さん自身も懸命に努力している姿が見られました。患者さんの排泄行動を慈しむ心で見守り、介護してきたことによって、高齢者たちの表情が日一日と明るく優しくなってきたことは、私たちスタッフにとってうれしい励みになりました。そして、病棟カンファレンスでの情報交換や、ケアカンファレンスによる励ましと実践は、患者さんの自立（自律）へとつながり、私たちのチームワークをよくすることにもなりました。実際に排泄の自立に向かう患者さんが増えたことで、おむつ交換の時間が短縮され、問題行動に対する抑制などのかかわりも減少しました。そのぶん、保清、環境整備、レクリエーションなどの計画実行へと向かうことができ、介護者意識、意欲の向上といううれしい結果を生むことにもなりました」と語っておられました。

実践にあたって勉強会を開き、全スタッフが統一した観点で、排泄物を観察できるようにするための記録表を作成し、患者とのコミュニケーションがとれなくても、ベッドサイドに掲示した表と記号で確認できるように、スタッフ間のコミュニケーションを重視した看護環境の改善も行っておられま

す。まさにふれあいコミュニケーション・リーダーのリーダーシップがあればこその改善です

(3) 向精神薬の必要性の検討

T師長は、排泄ケアの見直しをするなかで、入院患者の多くに抗うつ薬、抗不安薬、睡眠薬などが与薬されていることに気づき、これらの内服薬の常用が食事時間の覚醒状態を悪くし、要介護の状態や、歩行障害による転倒の危険性をもたらしているとして内服を検討し、二四名中、一九名に与薬の中止を可能にしておられます。

「向精神薬の与薬による安静、安静による全身機能の低下、寝たきり、寝かせきり、看護の都合上の与薬や、副作用の観察などの対処の遅れが、雪だるま式に看護の労力をも増やしていたように思います。それは、副作用による歩行障害や、せん妄などの問題行動に振り回され、高齢者たちのQOLを高める努力を忘れていた結果でもあったと思います。

今回、向精神薬の必要性の検討と、コミュニケーションを重視した看護を行ったことで、与薬を必要最小限にすることができ、患者さんの残存機能を向上することができました」

その過程で休薬一週間をめどに不穏時の症状に合わせた能動的な聞き方、体位交換、スキンシップを積極的に行い、声かけを多くして、わたしメッセージを用いた日常会話で信頼関係を得る努力を行っておられます。さらに、マンツーマンによる見守り歩行や対応をして、日中は工夫をこらしたレクリエーションや作業療法への参加を積極的に働きかけ、ふれあいのある人間らしい当たり前の生活の

ための援助を実践されています。

（4）スタッフの不安を支えたコミュニケーション

しかし、向精神薬の中止により、徘徊や不穏症状が一時的に急増し、スタッフにあきらめと不安の日々が続き、夜間の手薄時には、介護する側にとっても、対処の疲れからいらだちを増す結果になったようです。そんなとき、先の見通しの立たない状況をあきらめずに乗り切る支えになったのが、親業訓練、看護ふれあい学講座でつちかった人間への信頼感とコミニュケーションへの確信だったそうです。そして、第三法や価値観の対立を解く対応を駆使《くし》して、解決策を話し合い、問題をかかえたスタッフの不安を取り除きながら、統一した看護の実践を重ねていったそうです。その結果、一人、また一人と、高齢者の表情や、コミュニケーション、日常動作に変化が見られ、次第にスタッフにも喜びと自信の輪が広がっていったということです。

講座を通じて自分のものとなったコミュニケーション能力は、すぐれたリーダーとして病棟全体での取り組みを可能にし、看護の質を変化させる結果を生みました。

「与薬の中止は就寝前の配薬時間を大幅に減少するという結果にもなり、生活の再構築へ向け、看護の視野が広がりました。生命の尊重のみを重視した看護の押しつけではなく、人権の尊重を重視した看護本来の姿に気づかされ、医師の診療補助だけに終わりたくないというスタッフの看護意識も変化していったように思います」

図5　看護者の自由になる領域

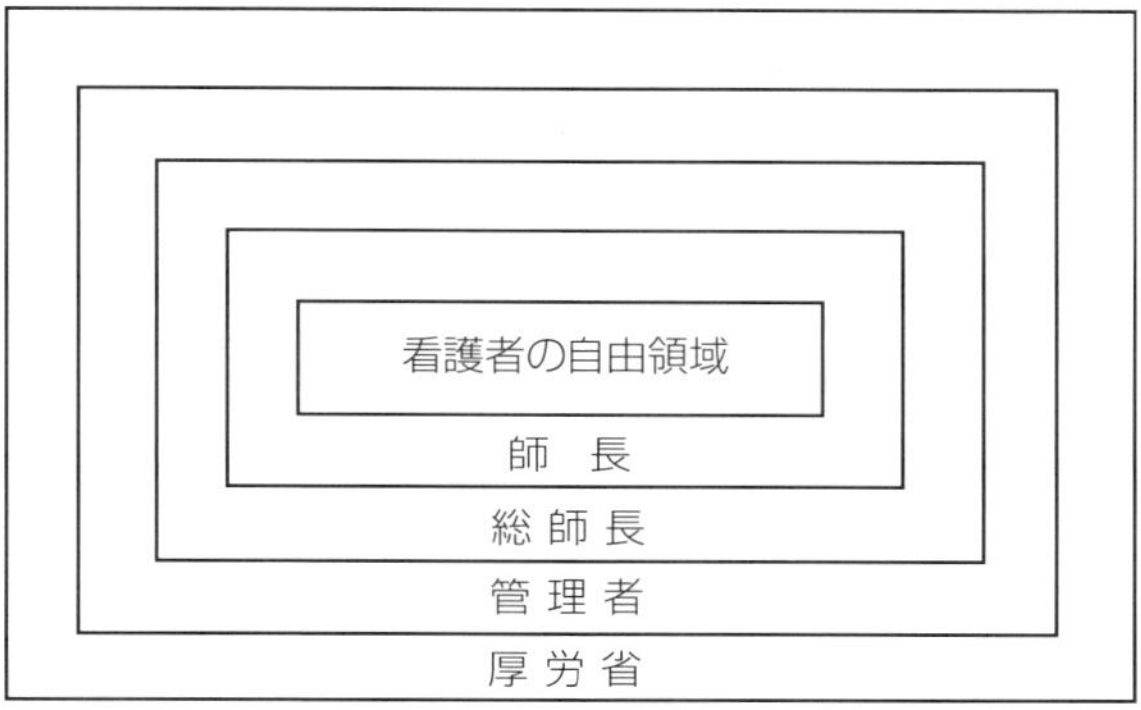

このように患者のセルフケアを援助し、生きる意欲を換気する看護を現実のものとしながら看護スタッフをも生かす、ふれあいコミュニケーション・リーダーこそ、これからのチーム医療に欠くべからざる存在といえましょう。

自由になる範囲

第三法で患者との対立を効果的に解決しようとする場合、気をつけなくてはならないことがあります。

看護者にとって、意思決定が自分の自由になる範囲内の行動は、患者と話し合って、自由に問題解決することができます。しかし、患者との関係で発生する問題の中には、看護者の裁量の範囲を越えるものもあります。その場合は、看護者がどんなに患者の生活に良い変化を生み出したいと思っても、勝手に決めてしまうことはできません。このことは仕事上のスタッフ間の問題でも同じです。

看護者の自由になる範囲に制限がある（図5）時には、その範囲で自由になる人とともに第三法で話し合い、看護者の自由になる範囲を拡大することができるでしょう。看護者の自由になる範囲が広がれば、患者の自由になる範囲も拡大されます。しかし、どうしても解決策が自由の範囲からはみ出す場合は、それが選択できない事実を示し、患者の失望を能動的な聞き方で聞いて、範囲内の他の解決策を提案するように促すことが必要でしょう。

老人病棟で退屈な入院生活を送っている患者が、何も変化しないのは寂しいという声を聞き、一晩でも楽しめる方法を一緒に考えて、裁量権のある人たちに働きかけ、病院ぐるみの盆踊り大会につなげた師長の話をうかがいました。

「レクリエーション用の費用は、一万円くらいしかありませんでしたので、総師長の許可を得て、各部署の長にお願いして回りました。建物管理のトップにやぐら作りやテントの設営を相談し、ちょうちん用の電気配線をお願いしました。やぐらの上部は、花作り係を決めて、勤務の合間にせっせと作った花をリネン集配のかごに飾って、電気をつけて作りました。地域の自治体にも案内の配布や、タイコを貸してもらえるように頼み、院内のポスターは、各病棟で二枚ずつ食堂に貼って、品評会をするからと、意欲的に取り組んでもらいました。おやつを出せるか、栄養科に相談に行き、さらに当日時間外で三〇分早く食事を出してもらって、食事後おむつ交換、排泄の済んだ人、病状の安定した人から盆踊り会場（駐車場）へ連れていくことにしました。

医師の協力もあおぎ、三〇分以内に全員移動できるように、患者移動の順番は患者さんの状態をよく知っているケアワーカーさんたちに全面的に責任をもって決めてくれるよう依頼しました。

こちらが指示をせず、まかせたので、皆生き生きときちんと手はずを整えてくれました。医事課の人たちや薬剤師にも、誰に患者さんの移動を手伝ってもらうか、エレベーターの整理係をしてもらうか相談して決めておいたため、二つのエレベーターを使って手際よく下ろすことができました。当日、会場に囲いをしてポータブルトイレを設置したり、痰吸引器の設置場所など、皆がわかるように連絡を密にしました。病院全体の協力体制をあおぎ、話し合って、それぞれにまかせる形で、一致団結すればこんなことができると、本当にうれしかったです。患者さんたちは冥土《めいど》の土産と喜び、当日は、家族や入院している先生の生徒たちが来て、車椅子を押して一緒に歩む、ほほえましい姿も見られました。病院側もこの動きを見て、地域の名物になればと、ボランティアに夕食を出すなど協力してくれました。

この成果を継続させたいと、院内でバザーを開き、収益から協力してくださった地域にも寄附し、残ったお金を患者さんのために使うことにしました。フロアごとにちょうちんを自分たちで作って敬老会を盛り上げたり、翌年の盆踊り大会は、薬局や栄養科の科長、地域の業者の方からジュース、アイスクリーム、スイカのさし入れもあり、善意の輪はどんどん広がっていきました。病院側も看護科の力を評価し、楽しいことをやってくれるからと、職員のいも煮会、旅行、運動会等を計画してくれるようになりました」

看護者の自由になる範囲は、このような積極的な働きかけから、ずいぶん広がっていったと言えます。自分だけでできること、他者の裁量下にあることの区別が明確であれば、裁量権のある他者に働きかけて、話し合っていけばよいのです。

注1　**ジョン・デューイ**……教育学者。思考の過程を研究し、その過程を六段階にまとめた。

第一九章　患者同士の対立をどう解決するか

患者同士のトラブルへの対応

人間関係にトラブルはつきものです。看護者が当事者ではない場合の対立――例えば、患者同士、患者と介護者、患者とその家族、家族同士などの対立――を解くために、看護者の手伝いが必要とされることも少なくありません。

例えば、ささいなことから同室の入院患者同士がいがみ合いを始めて、双方が同時に看護者へ訴えてきたり、一方だけが問題をもっていて他方はそれに気づきもしなかったり、あるいは訪問看護の際、老夫婦の両方から互いの愚痴を聞かされたりすることもあるでしょう。介護をめぐって家族同士が言い争う場面に遭遇するようなケースも考えられます。患者同士のトラブルは両者に及ぼす精神的な影響が大きく、治療のさまたげになることも少なくありません。

このようなとき、看護者にはどのような対応ができるでしょうか。

まず心がけたいのは、決して裁く立場で当事者たちに接してはならないということです。誰が正しくて誰が悪いのかを決めつけたり、看護者が判断を下してしまっては、当事者たちが問題解決へ向かって努力するチャンスと責任を奪うことになります。第三者が二人の他人に解決策を押しつけても成功しませんし、本当に的《まと》を射た解決はめったにできません。かえって問題が複雑になり、変化しにくくなってしまうことが多いでしょう。それぞれの人の問題所有の原則が侵されることにもなります。看護者同士のトラブルの場合も同じです。

介入的援助

そこで看護ふれあい学では、患者同士が、自分たちの問題を解決する責任をとることができるように、両者の言い分を能動的な聞き方で聞きながら、介入的援助者として当事者が欲求を明確にし、納得のいく解決にいたるように助ける対応をすすめています。

（1）老夫婦のトラブルを解消

〈状況〉八四歳になる老夫婦で、認知症の妻を介護している夫は、血圧の薬を手渡しても、妻がゴミ箱に捨ててしまうので「もうどうなってもいいんだ！」と立腹している状態でした。

訪問して血圧を測定すると高くなっていました。

看護者「血圧が高いですが、今朝、薬飲みましたか？」

患者（妻）（笑っている）

介護者（夫）「薬を手渡しても、飲むふりして台所のゴミ箱に捨てるんだから、もうどうなってもいいんだ！　薬だって病院から、もらわないことにする。死んだってどうなったって本人はいいと思っているんだろうから……」（イライラしている）
看護者「ご主人の心配が、奥さんにわかってもらえないんですね」
介護者「本人が飲む気がないんだから、もうどうなったっていいんだ！」
患者「私はなんともないんですよ。昔から血圧高いし、どうということもないし……」
看護者「どこも具合悪くないんですね」
患者「そうなの。お忙しいのにすいませんね、これから何軒も行かれるんでしょう？」
看護者「ええ、今日はこの後○件訪問に入るんです。奥さんは血圧が高くても、別に具合悪くはないんですね。でも血圧が高くなると、脳卒中になる確率が高いし、半身不随《はんしんふずい》になって、寝たきりでオムツを使うことになるのでは、と考えてご主人が心配されるんですよね」
患者（笑って聞いている）
介護者「薬飲まないと、やはり血圧高いでしょ」
看護者「ええ、かなり高い値です」（数値を知らせる）
介護者「母さん！　ちゃんと飲まないと血圧上がるんだからな」
看護者「ご主人も薬を飲んでくれないと、心配してイライラしますね。ご主人のほうが血圧上がりそうな気持ちじゃないですか」
介護者「本当にそうなんです。だから何とかシルバーデイケアに通ってくれるようになるといいんだが……」

その後、看護者から薬を渡し、服用してもらいました。

看護者「どうしてもご主人から手渡されると飲む気になれないんですね」

患者「そうなの。変ね……。私昔から血圧高いんです。それなのに何ともないんです」

看護者「血圧のことを言われても、自分では気にならないんですね」

患者「まあ、そうね」

看護者が両者の言い分を聞いて、介入的援助を行ううちに、シルバーデイケアを拒否していた妻も通所の必要性を理解し、夫の負担を軽くするよう週五日通所するようになったということです。

（2）延命処置を行うかどうか

〈状況〉末期癌を告知された患者の家族に、医師から説明が行われ、家族の意見がくい違ったとき、母親の友人である師長の対応で、家族の心が一つになったMさんの例です。

患者本人は、少し意識障害があり、今後の治療方針について、家族と相談します。

医師「ご主人は末期の癌で、切除手術はもう不可能です。しいて言えば、今より少しだけ症状を改善する抗癌剤を使うということもできますが、副作用と、体力的な問題もあり、危険性も高いです」

息子「命が少しでも延びるのなら、ぜひお願いします」

母親「できれば、苦痛だけの延命はしてほしくない……」
師長「お父さんが突然こんな宣言をされて、どうしてよいかわからないのでしょうね」
息子「今、父は意識がしっかりしていないし、自分は、父の死を縮めるような権利はないと思っている。とにかく父には、もう一度がんばってほしい」
師長「お父さんにもう一度元気な姿を見せてほしいんだよね。息子としてつらい気持ちね。お母さんは、お父さんの残りの人生を苦しめるようなことはしたくないんですね」
母親「ええ……」
息子「師長さんならどうしますか？　延命しますか？」
師長「私も、あなたの悩む気持ちは、よくわかるわ。看護師として働いてきた私の判断を参考にして、お父さんのような状態の患者さんが、再び元気な姿を見せてくれることが少なければ、苦しめる延命処置はやめようと思うんですね」
〈Mさんの感想〉これは、私の父が亡くなったときの実話です。悩んでいた家族にとって、師長の能動的な聞き方は、それぞれの思いをはっきりさせるのに役立ちました。兄は方針を変え、父が天命をまっとうするのを、家族で手厚く看取《みと》ったのでした。

看護者が、家族一人一人の気持ちをくみ、一緒に考える過程で、家族はパニックにならずに、それぞれの思いを大切にしながら、父親の尊厳ある自然死を選んだのです。

ＱＯＬは、個々の患者の価値観や気持ちのもち方で異なり、同じ患者でも病状が変わったり、家庭的問題が起こったりすれば、患者の求めるＱＯＬも変わってくるでしょう。ＱＯＬはきわめて個人的なものなので、医療従事者が、個人的な価値観に基づいて干渉したり批判したり、ましてや決めたりするものではありません。患者に意識や判断力がある場合は、患者自身の判断で受けたい医療や緩和ケアを決められるようにすべきです。

このことは、患者の自主的判断権、選択権、自己決定権などのインフォームド・コンセントの法理からも支持されています。その決定の過程で、患者本人が、あるいは意識のない患者の家族が、本当の気持ちを出して、納得して決定する手伝いに、介入的援助と次項のプロセスコンサルタントが役に立つでしょう。

プロセスコンサルタント

患者が自らの問題解決を行うのを看護者が援助できるもう一つの可能性は、プロセスコンサルタントです。

患者やその家族の悩みを聞きながら、それぞれの欲求が明確になったところで、第三法の六段階を踏んで、納得のいく解決策を捜し、選択実行できるように手伝います。

（１）一時帰宅をどうするか

〈状況〉八四歳の父親が前立腺癌手術後、腰椎に転移し、麻薬で疼痛コントロール中です。医師から、現在、一番症状が安定しているので、本人の希望もあるし一時帰宅をさせてあげたらどうかとすすめられました。娘としては、一人暮らしで仕事が忙しく、介護はできないという返事でした。
看護者「先生の話を聞いて、おじいちゃんも家に帰りたいと、手をたたいて喜んでいます」
娘「そんなの無理です。私だって、今が一番忙しいんだから。勝手に自分のことばっかり考えて……」
看護者「そうですか、お仕事が忙しくて、おじいちゃんの介護は難しいのね」
娘「そうよ！　私だって生活があるもの。杖がほしいとか、買ってこいとか言って、どうせ無理なんだから」
看護者「おじいちゃんも楽しみにしているので、だめだと聞いたら、がっかりしてしまうでしょうね。皆おじいちゃんのために、どんな方法があるかと、毎日話し合っているのよ」
娘「何かよい方法ありますか？　毎日家政婦さんを頼むのは大変だし」
看護者「おじいちゃんは、とにかく家に帰って、犬や猫に会いたいと思っているみたいね」
娘「家には、大切にしている犬猫がたくさんいるんですよ」
看護者「そうですか。家政婦さんを頼むのも一つの方法だけれど、ずっと面倒を見るのではなくて、あなたの都合のよいときに一度外出とか、または外泊の形をとってみることは、できないかしら。そうすれば、おじいちゃんの気持ちも落ち着くのではないでしょうか」

娘「そうですか、それでもいいんですね。それでは、来週土曜日にでも、都合をつけて、外出の形をとってみます。それで、月に一度でも家政婦さんを頼んで、外泊という方法も考えてみることにします。いろいろすみません、よろしくお願いします」

〈感想〉この後まもなく、この患者さんは亡くなりました。「ありがとう、ありがとう」と何度もお礼を言われ、娘さんも、あのとき連れて帰れてよかったと言っておられました。

患者の希望と家族の都合の、このような対立はよく起こることでしょう。双方の言い分をよく聞きながらアイディアを出し合い、両者にとって、もっともよい解決策を、自分たちで探せるように、プロセスコンサルタントをしていく。家族に強制するのでも、患者にあきらめさせるのでもない、看護者が間に立った積極的な援助は、介護にまつわる諸問題の解決に大きな力を発揮します。

（2）解決の手助けをするプロセスコンサルタント

患者が一人では解決できない問題を、能動的な聞き方で聞いた後、第三法の六段階を踏んで解決の手助けをする、プロセスコンサルタントを行い、本人が決められるようにかかわった例をご紹介しましょう。

〈状況〉いつも散歩を兼ねて、歩いて買い物に行っていたスーパーが倒産したため、今後どうしたらよいか途方に暮れた八四歳の男性。

看護者「買い物をどうするか困りましたね。歩いて行けるところには、それに代わるところもないし……」
患者「そうなんだよ、今日買い物に行く予定でいたから……」
看護者「買い物をどうしたらよいか、考えてみましょうか」
患者「そうだね、それが大事だから」
看護者「方法にはいくつか考えられるので、いろいろ出してみましょう。
①近所の人に頼んで買ってきてもらう
②娘さんに協力してもらう
③ヘルパーさんに訪問に入ってもらって、買い物だけ頼む
④タクシーで買い物に行く
⑤社協のふれあいサービスを利用して、有料で連れていってもらう
これのうち、どれがよいか、検討してみましょうね」
患者「うん、そうだね」
看護者「まず確認したいのですが、自分で品物を見ないで買ってきてもらうということでも構わないですか？」
患者「それはダメだ。自分で見て買わなきゃ」
看護者「それでは、①、②、③ではダメで、とれるのは自分が車に乗っていく方法ですね」

患者「うん、そうだね」
看護者「そうなると、④のタクシーと⑤の社協のふれあいサービスを利用するという方法しかないようですが、それ以外に乗せてもらって、買い物に連れていってくれそうな人はいますか？」
患者「それはいないから、社協のふれあいさんに頼むわ」
看護者「⑤に決まりですね。それでは、これから社協に電話をして確認しますが、一時間七〇〇円と、ガソリン代がかかりますがいいですか？　それから、どこのお店で買い物を希望しますか？　それも伝えておく必要がありますから」
患者「(それぞれの内容に返答する)」
〈感想〉急なできごとで八四歳という高齢でもあり、パニックになるのではと心配しましたが、無事、その日の午後、ふれあいサービスを利用し、九〇〇円の利用料金で買い物ができ、大満足の様子でした。今後週二回、買い物のためのふれあいサービスを利用することになりました。

第二〇章　価値観の対立をどう解くか

前章で、「欲求の対立」と「価値観の対立」の違いについて触れました。「価値観の対立」をどう解くかを考えるにあたって、ここで「価値観の対立」がどのようなものであるか、まとめ直してみましょう。看護者と患者との間に生じる問題のうち、次の①〜④に当てはまるものは、両者の価値観の相違が原因と思われます。

価値観の対立とは

①看護者は患者の行動が受け入れられない。「行動の四角形」の一番下にある（図1）。
②それを「対決のわたしメッセージ」で伝えようとするとき、「行動」「影響」「感情」の三要素のなかの「影響」が抜けた二部構成になる。あるいは、三部構成になっても（看護者は影響があると思っていても）、患者は自分の行動が看護者に具体的な影響を与えるとは考えていないように見受ける。
③看護者は、その行動は患者のためによくないと思う。
④しかし、患者自身はその行動について自分が問題をもっているとは考えていない。つまり、患者の

図1

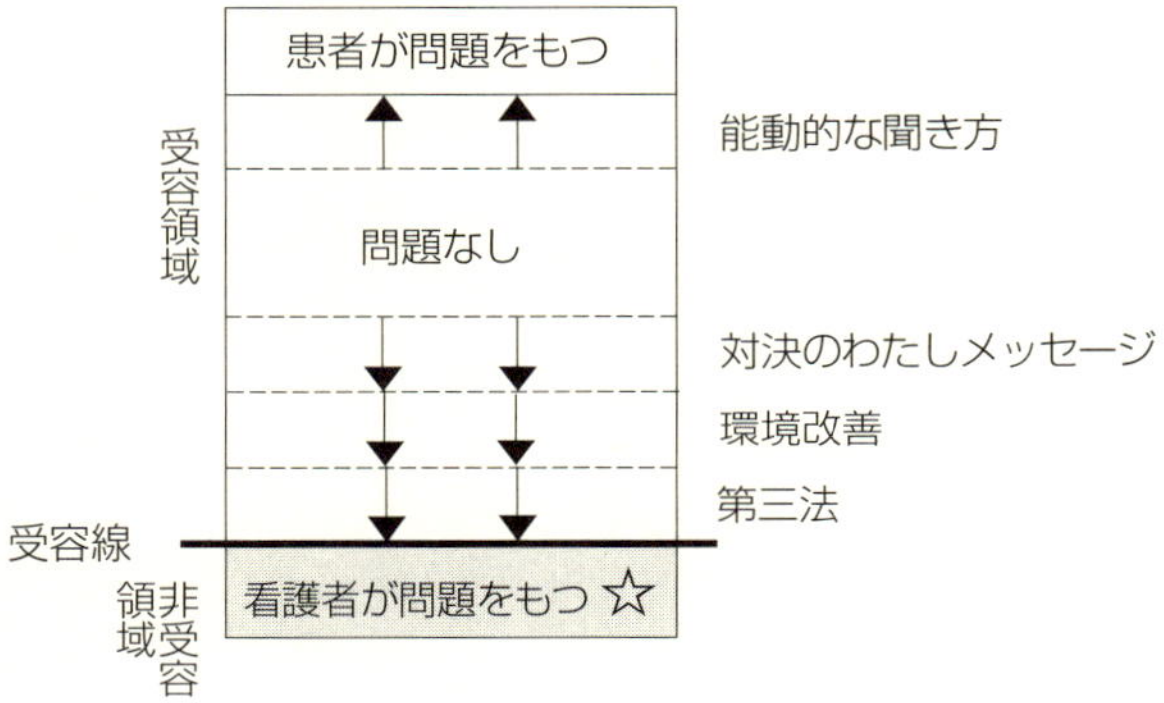

感情は、高ぶったり落ち込んだりしていない。

このような対立は、「わたしメッセージ」や「第三法」では解決しにくい「価値観の対立」と考えられます。多くの場合、服装や外観、趣味・嗜好《しこう》的なこと、言葉、社会的マナー、生活態度や生活意欲、人生観、ライフスタイルなど、どちらが正しくてどちらが間違っていると言い切れない領域に関係しています。

例えば、初老の女性入院患者Nさんの寝間着は、いつもピンクで透けたネグリジェ。それが気になってしかたがない看護者は、Nさんに声をかけます。

看護者「Nさん、あなたの寝間着はちょっと派手すぎない？　入院中は、他の人の目もあることだし、もう少し地味なものにしたほうがいいと思うけど」

Nさん「寝間着については規則はありませんよね。私の白髪にはピンクが似合うって、みんなほめてくれますよ。どうぞおかまいなく」

患者は、看護者に何の影響も与えていないと思い込んでいますから、看護者のアドバイスには耳を貸そうともしません。

心臓病の検査で入院している中年の男性患者Uさんがいます。Uさんは大のタバコ好きで、看護者が注意しても、タバコを吸うことをやめようとしません。

看護者「タバコは体に悪いって先生もおっしゃったでしょう。すぐやめてください」

Uさん「うちのお袋なんか一日二箱吸ってるけど、心臓が弱いとか言いながら八〇歳過ぎてもピンピンしてるよ。人に迷惑かけてるわけじゃなし、放っといてくれ」

こう言われてしまうのです。看護者の心配をよそに、Uさんにとって、喫煙は何ら問題ではないのですから。

こんなとき、「タバコは体に悪い」と信じ、患者に「禁煙してほしい」と思っている看護者は、患者に対してどういうことができるのでしょう。

前にも述べた通り、自分が相手に与えた具体的な影響を指摘されれば、人間は行動を変えようと考えやすいのです。一方、自分が相手に影響を与えていないと感じる場合には、そう簡単に自分の行動を変えようとは思いません。

看護者は、看護に関する自分の価値観を大切にしています。その価値観が患者によい影響を与えると信じていますし、患者には看護者の価値観に対してより深い理解を求めています。看護や治療の場で、看護者はさまざまな形で自分の価値観を患者へ伝えようとし、患者はそれを、ときには意識的に、ときには無意識のうちに受け取っています。

しかし、患者の価値観は、看護者だけから影響を受けているわけではありません。患者の背後には、おのおのの生育の歴史、生活環境、家族・友人などがあり、周りにはありとあらゆる情報があふれています。そういったすべての要因から影響を受けて成り立っている患者の価値観が、看護者の価値観と必ずしも一致しないのは、むしろ当然のことといえましょう。

看護者が患者の価値観を受け入れられないと感じたとき、価値観の対立が起こります。そのとき、看護者は、経験と信念に裏打ちされた自分の価値観をぜひとも患者に理解してほしい、また受け入れてほしいと思うあまりに、ついそれを押しつけてしまいがちです。

「タバコが体にいいわけないでしょう。努力して禁煙することですね」

「病院から出ている薬を飲んでくださいね。煎《せん》じ薬なんて、何の意味もありませんよ」

こうした一方的な言い方は、それがどれほど看護者の誠意から出た言葉であっても、患者にとっては、看護者からの権力の行使にほかなりません。看護者に具体的な影響がないことなので、余計に患者は反発を覚え、感情的になります。いったん感情がもつれると、患者の行動は看護者にとって好ましく変化するどころか、ますます依怙地《いこじ》になってその行動を続けるか、または悪化させることにもなります。

看護者が権力によることなく、影響を及ぼして看護者と患者の価値観の対立を解くには、看護ふれあい学の六つの方法が効果的です。

価値観は変えずに「行動の問題解決」をする

患者との価値観が対立しても、相手の価値観そのものや考え方の基本まで変えようとせずに、価値観に基づく行動の問題になっている部分だけを変えるよう、働きかけることは可能です。そのとき、看護者は権力を振りかざして命令したり、懇願したりするのではなく、両者が第三法を使って、話し合いで問題の解決を図ります。この方法は、お互いに受け入れられる解決を目指して、調整しながら問題解決に向かおうとするときも同様です。

(1) 血糖コントロールのための入院を拒否する患者

〈状況〉この病院では、基本的に血糖コントロールの不良の度合の強い患者は、医師の指示で入院してもらってコントロールを行います。しかし、患者本人の強い入院拒否に会い(「以前入院したことがあったが、退院したら同じになってしまったから、また入院しても意味がない」と主張)、入院をせずに血糖コントロールを行う方法を考えました。

〈経過〉

①三日分の食事の記録をもらい、評価する。

②これまでの検査のデータをグラフにして、どれほど不良の状態が長く続いているかを視覚に訴え、患者に治療の重要性を理解してもらう。

③本人と妻、看護者の三名で、食事・運動について再検討。

〈結果〉

妻の協力による食事の工夫と、本人の努力による朝の散歩で、三か月後には、コントロール良の状態になりました。医師からも、入院をすすめられることはなくなりました。

このケースでは入院する、しないが論点になってしまっていたら、血糖コントロールを行い、効果を上げるという結果は得られなかったでしょう。

例えば、患者の価値観を無視して強制的に入院させた場合には、患者は治療に心からの協力はせず、よい結果を生むこともできなかったでしょうし、逆に看護者の価値観を引っ込めて、ほかに何の方策も講じずに病院から帰してしまっては、治療の端緒《たんちょ》さえ開かれずに終わってしまったに違いありません。

（2）訪問看護の費用支払いを拒否

〈状況〉全盲で身体障害のあるNさんが、訪問看護に四五〇円のお金を払うことが納得できないと支払いを拒否。所長もさじを投げ、訪問しなければよいという話にまでなっています。

S看護師が訪問して、ヘルパーが困るということを伝えると、「何に使うんだ」というので制度を説明しますが、「病院は無料なのに」と納得しない様子。「四五〇円とられるのが納得できないんだね」と聞いてから、日本が貧乏になり、高齢者が増えたことで無料ではやっていけないことをわかりやすく説明しました。

Nさん「一円たりともむだなお金は払いたくない」

S看護師「自分の納得できないお金は払いたくないんだね」（と、能動的な聞き方で聞く）

Nさん「お金だけが自分を守ってくれた。幼少時代に両親をなくし、救ってくれたものはなかった」

（と話し始めた。ゆっくりその話に耳を傾けてから）

S看護師「四五〇円はむだなんだね、使いたくないんだね。でも私たちは、困っているんだよ、どうしたらいいだろう。なんとかうまくいく方法はないかしら」

Nさん「ばあさんに小づかいをやっているから、ばあさんからもらうんならいいよ」

S看護師「奥さんにあげている小づかいから払ってもらうのはいいと言うけれど、どうする？」

奥さん「私は訪問看護の人には来てほしい。お金かかってもいいから週二回お願いしたい」

〈感想〉Nさんが、価値観は変えずに行動の問題解決を、自分からしたのには驚きました。コミュニケーションが深まったら、私を娘のように思えてきたようで、人にものをあげたことのないNさんが、「カップうどん食べなさい」と言ってくれるようになりました。

奥さんが急に亡くなった後、「親も姉さんも死んじゃった」とタンスに背を向けて泣いていたNさんに「一人ぼっちがつらいんだね、悲しい思いをさせないですむように、精一杯やるから」と伝えると、「頼むね」と言って、全財産を見せてくれました。結局そのお金で、相談してホームに入れることができました。

その人の価値観を変えさせようとするのではなく、心を通い合わせながら、行動の問題解決をしていくことで相手が心を開いてくれるうれしさを実感されたS看護師の話は、価値観の対立を解く「ふれあいマインド」による看護の可能性を如実《にょじつ》に物語っています。

患者の「コンサルタント」になる

看護者は、プロフェッショナルとしての自分の豊富な経験や知識を用いて、患者のコンサルタントの役割を務めながら、患者の価値観そのものに影響を与えます。

看護者は自分自身の価値観と、なぜそれが自分にとって重要なのかを自分の経験に基づいて語り、客観的なデータや資料を呈示しながら、それらについてもわかりやすく説明する能力が求められます。看護者の価値観に対して患者が反発し、自分の価値観を守ろうとしたときには、能動的に聞き、相手の抵抗や相手の価値観を理解したことを示しましょう。

患者にとって有能なコンサルタントになる四原則は――

①相手の価値観を否定しない。コンサルタントとして認められたと確認するまでは、相手を変えようとしないこと。

②事実や情報、資料を十分整え、自分の考え、知識、経験を患者と分かち合うこと。

③簡潔かつ明瞭に専門知識を相手に説明する。それは一度だけにとどめ、しつこく繰り返さないこと。
④相手が看護者の意見や知識を取り入れて自分を変えようとするか否か、その責任は相手に任せる。強制せずに考えを述べ、要求せずに提案すること。

患者が看護者の価値観を選び取って自らの行動を変え、さらにずっと自分のコンサルタントでいてほしいと願うようになれば、適切で効果的な看護につながることでしょう。看護者は、将来の可能性や状況の変化に応じて、患者の考えや行動に無理なく影響を与えられる有能なコンサルタントである必要があります。

(1) インスリン自己注射治療のすすめ

〈状況〉会社経営のTさん（五六歳）。血糖のコントロールが悪く、医師よりインスリン自己注射による治療をすすめられているが拒否した状態が三年以上も続いていました。

看護者「インスリンの注射がいやだというのは理由があるんでしょうね」
Tさん「出張が多くてね」
看護者「出張先で注射をするのが大変だと思っているのね」
Tさん「そうだ」
看護者「出張先でも比較的簡単にできるこういうものがあるんです（ペン型の使い捨てを見せる）。（カルテを見せながら）Tさんは血糖値のよくない状態がずっと続いています。値が改善しないと合併症を併発して、大変危険な状態になってしまいますが、そのためインスリンの自己注射が必要なのです。（合併症について詳しく説明し、コンサルティングを試みた）」

Tさん「そうですか、それなら（ペン型の使い捨てを指さして）やってみようかな」

〈感想〉血糖のコントロール改善のために、インスリン注射をすすめられても、拒否している患者さんに、私がいろいろ働きかけても、「注射はいや」と言われることが多かったので、Tさんは意志が強そうだしきっとダメだろうと思いながら働きかけたところ、意外な反応にびっくりしました。


感想を述べた看護者は、コンサルタントの四原則①、②、③に気をつけ、相手の価値観を否定せず、相手の事情を受け入れながら、事実と情報を語ろうと意識したそうです。きっとダメだろうと思いながら働きかけた姿勢が、④の「強制しない」につながったのかもしれません。「強制せずに考えを述べ、要求せずに提案」してはじめて、選択の主導権を手にした患者が、自らを助けるために看護者のコンサルティングを受け入れ、行動を変えていくことが起こりやすくなることを忘れてはならないでしょう。

（2）三〇年近く入浴を拒否してきたAさん
〈状況〉八三歳になる患者Aさんは、三〇年近くも入浴はかけ湯で、浴槽に入らず、夏には発汗でただれなどができています。何とか浴槽に入れたいと思っているのですが、Aさんは、拒否を続けています。

看護者「お風呂にせめて胸くらいまで入ってもらえると、このただれているところ（乳下部、腋窩、腹部等）が治りやすくなると思うんだけれど」

Aさん「もう三〇年くらい前に、血圧が高くて入院したとき、先生が『風呂に入ったら死ぬぞ』と言ったから、それからずっと入っていないんだよ」

看護者「そう、先生に言われたことをずっと守ってきたんだね」

Aさん「だから死なないでいるんだから……」

看護者「そう思ってるんだね。何とかお風呂に腰まででも入る気にならないかしら……」

Aさん「それはダメだよ」

約一年半解決せず、かけ湯浴で、同居の娘もお手上げ状態だったが、あせらずAさんと人間関係を深めるかかわりを続けた。頃合いを見て、コンサルティングを試みると、

看護者「お風呂のことだけれど、今の状態（腰痛、膝痛）には、薬よりもお風呂に入って温めることで痛みも楽になるし、ただれもよくなるんだけれど、どうかしら……」

Aさん「風呂に入ってはダメだって先生に言われたんだよ」

看護者「お風呂に入ったら死ぬと思うんだね」

Aさん「そうかどうかはわからないけど……」

と、反応が違ってきたので、

看護者「近いうちにお風呂やトイレの手すりなども必要なので、リハビリ訓練の先生に来てもらうので、Aさんの動きを見てもらって、そのときにお風呂のことも聞いてみることにしようか」

と言うと、初めて、

Aさん「そうだね」

と、同意した。そのため、支援センター職員の理学療法士の助言を得て、浴槽に入れるようにするための内容などを打ち合わせた後、業者と調査に入ってもらった。

看護者「何とか安心して安全にお風呂に入ってもらえるようにしたいと、娘さんにも頼まれたので、今日、リハビリの先生に来てもらって、どうするか考えることにしました」

理学療法士「Aさんの病気と動きからみると、手すりをつけると、転ばずにお風呂にも安心して入れるようになります。それに、お風呂で温めることで痛みも楽になりますよ」

Aさん「ずうっとかけ湯だけだから……」

理学療法士「今診てもらっている先生に、お風呂に入っていいかどうか、聞いてみてください」

看護者「この次の受診のとき、一緒に行って聞いてみることにしましょうか？」

Aさん「そうだね、いいよ」

〈感想〉その後一か月くらいで、手すりがつき、仕事が休みの日の日中に娘さんが見守っているところで、入浴するようになりました。三〇年来こだわり続けた入浴の件が解決して、娘さんは、やっと母が心を開いて裸を見せてくれるようになり、ケアしてあげられる喜びを感じると語ってくれました。

看護者自身に具体的影響がない価値観の対立を解決するために、コンサルタントとして認められるまで、根気強く人間関係づくりと、心をこめたケアを続けられた看護者に頭が下がります。さらに、患者が納得する情報、知識を提供できる人の協力をあおぐことで、患者自身が自分のために考えを変えていくことができたのでしょう。

こうしたコンサルティングは、患者の行動で価値観の対立が起きたとき、それを解決しようと看護者が打って出る場合の対応ですが、看護者と患者の関係が良好なとき、問題なし領域で話し合い、よく伝えておくことが一層効果を上げることは言うまでもありません。

価値観に影響を与えるわたしメッセージ

たとえ看護者自身への具体的な影響はなくても、患者自身への影響を心配して、患者の行動を変えてほしいと思うとき、看護者は「価値観に影響を与えるわたしメッセージ」を送ることができます。

単なる社会的正義感や看護者としての役割からの発言ではなく、一人の人間としての関心や配慮から患者へ伝えるメッセージは、患者の心を動かし、患者が自分から行動や態度を変えようとしやすくするでしょう。

「価値観に影響を与えるわたしメッセージ」には、次の二つのタイプがあります。

（1）患者自身への影響を伝える三部構成

①患者のどの行動が問題なのか
②その行動が患者自身にどんな影響を与えるか
③その影響に対して看護者がどう感じるか
●あなたがタバコをやめないと、血流がますます悪くなって、また心臓の具合が悪化したりしないかと心配です。
●Rちゃんが野菜を全然食べないと、Rちゃんの体の中で栄養のバランスが崩れて、回復が遅れるから、私、悲しいわ。
●Wさんが介護者さんに返事をしなかったり、強い口調で話したりすると、介護者さんとの関係がよくなくなるのではないかと、こちらがハラハラしてしまうわ。

（2）二部構成

①患者のどの行動が問題なのか
②その行動を、看護者はどう感じるか
●自由時間に散歩に行かないで、一人でベッドでじっとしていると、気分がふさいでいるのかなと気がかりです。
●あなたが皮肉を言うのが、とてもいやなの。聞くのはつらいわ。

「価値観に影響を与えるわたしメッセージ」の例

（1）透析を受けようとしない腎不全患者

〈状況〉Yさん（六二歳男性）は、慢性腎不全で週三回の透析治療が必要です。ところがYさんは仕事、仕事で落ち着いて透析を受けげず、治療を無断でキャンセルすることもあります。

Yさん「こんなことしてられないよ。私は忙しいんだ。具合はよくなったよ」

看護者「治療を十分に受けないと、よくなったように見えてもまた具合が悪くなってしまうので心配なんです。治療を無断でやめたりすれば、予定外にスケジュールを入れなくてはならないので、私も大変なんです」

Yさん「いいよ、予定しなくたって。ピンピンしてんだから」

看護者「そんな……。私、困ってしまうわ」

Yさん「じゃあ、とりあえず予定を入れておけばいいかね」

看護者「予定を入れるのですね。でも、きちんと透析を受けなければ、これまでの治療だってむだになってしまいます。そんなことになったら、私、残念で悔やんでも悔やみきれません。それに予約を無断でキャンセルすると、他の患者さんにも影響するし、私は私であちこち連絡しなくてはならなくて迷惑するんです」

Yさん「わかった。来てやるよ」

看護者「よかった。安心しました」

この患者は、自分の行動が看護者に及ぼしている影響についても自分自身に及ぼすことになる影響についても、まったく自覚がありません。看護者にはっきりした影響があっても、患者がそれを認めようとしない場合には、「欲求の対立」ではなく「価値観の対立」になります。

ここでは、看護者が自分への影響とあわせて「患者自身にどんな影響を与えるか」心配している気持ちをメッセージで伝えることで、自分から「わかった」という返事をし、「来てやるよ」と言いながらも透析をきちんと受ける決意をしています。看護者が、患者の抵抗や不満をキャッチしたときには、「能動的に聞く」こと、つまり切り替えを忘れないようにしましょう。また、相手が行動を変えようとする意志を見せたときには、「肯定のわたしメッセージ」で喜び、安堵《あんど》、感謝などを示すことが、その後の実際の行動につながる支えになることでしょう。

（2）糖尿病の自己コントロールの援助

〈状況〉インスリンの自己注射による治療を拒否している五〇代のGさん。

看護者「今までのデータでこのままの値が続くと、眼や腎臓に合併症が起きる危険が大きいので、とても心配です。足のしびれもひどいので、足の切断という最悪の状態になったら困ると思って気がめるんです」

Gさん「わかりました、次回までに考えてきます」

と言って帰る。予約日に診察に来て、

Gさん「仕事をやめて、嫁が勤務している病院に入院して、食事療法と運動療法をやり、それでもコントロールが悪かったら、インスリン注射をします」と自分なりに前向きに治療しようと選択したことを伝えてきた。

Gさん「あなたに与えられた課題に対して、自分で出した答えだから」と看護者に話す。

〈感想〉糖尿病手帳やカルテに記入してあるデータを指して、価値観に影響を与えるわたしメッセージで、一度だけ「とても心配」に心をこめて言うと患者さんたちに何らかの行動の変化が見られます。このメッセージは威力があるだけに、注意深く言わなくてはならないと思いますが、価値観に影響を与えるわたしメッセージを伝えて、抵抗を能動的な聞き方に切り替えて聞いているうちに、気づいたことがあります。今までは、インスリン注射を拒否したり、コントロールをよくするための入院を拒否したりしている患者さんは、病識の足りない人と思うことが多かったのですが、何とか注射しないですむようにしたい、入院しないですむようにしたい、と強い意志をもっている主体的な患者さんだったのだということです。そこがケアのポイントのような気がしてきたので、今後、もう少し具体的に深めていきたいと思っています。

患者の人間としての主体性を尊重して看護にあたると口では言っていても、相手を信頼できなければ、結果のほうばかりを意識して、その規準に合わない患者の否定につながりかねません。セルフケアを基本にする看護システムの導入にあたって、自己管理方法を指導するには、看護者のなかに患者の主体性への信頼感が育っていて、そこを尊重してかかわれる実力をもっていることが必要不可欠なのです。

看護ふれあい学講座の体験学習プログラムは、実体験を通して対応を身につけられるように学習し、現場に帰って実践していくうちに、その心をつけていかれるようになる可能性をもっています。それがGさんの言葉にも明らかにあらわれています。

実践で示す「模範」

私たちの日々の行動は、意識する、しないにかかわらず、価値観に基づいているものです。患者は、看護者の行動=実践に日夜ふれています。実践は、言葉で「ああしなさい」「こうすべき」と言うよりもはるかに説得力をもちます。価値観の対立があっても、看護者の説得力ある具体的な実践を目の当たりにするとき、患者はその影響を受けることになります。

反対に、看護者が自分では実践しないのに、あるいは逆のことをしているのに、患者に「しなさい」と言っても、それはまったく説得力をもちません。例えば、「タバコは体に悪い」と患者を諭す看護者本人が喫煙者であったり、「秘密をもってはいけません」と子どもに教える母親が、高価な買い物を夫に隠していたりするような場合です。

ところで、看護者が患者や子どもの模範となれる行動を、実際に行っているでしょうか。

- 時間を守る
- 禁煙する
- ドアを静かに閉める
- ていねいな言葉づかいをする
- 感謝を言葉に表す
- 清潔な服装をする
- 人の噂話をしない。噂話に乗らない
- 人に親切にする

こうして例をあげてみると、私たちはいかに多くのことを、長い時間をかけて親やまわりの人から見習ってきたかがわかります。影響を与えるうえでは、言葉以上に行動が効果的なのです。しかし模範では即効性は期待できないかもしれません。

看護ふれあい学では、価値観の対立を解くために相手に取ってほしい価値観を、積極的に自らが模範を示し、地道に影響を与え続ける努力をすすめています。看護者同士、スタッフ間で、先輩が後輩に模範を示し、そして看護者一人一人のケアの姿勢と行為が、そのケアを受けた患者自身が他の人をケアするときの大きな模範になっていく、こうして心を伝え合うケアの生涯学習が実現されていくのではないでしょうか。

自身の価値観を見直し「自分を変える」

ここまでは、価値観の対立が起こったときに相手に影響を与え、相手を変えようとする解決の方法でした。次は、自分自身に働きかける方法です。

ちょっと考え方を変えてみるだけで、ずいぶん生き方が楽になることがあります。まず、自分の価値観を絶対のものだという思い込みを外《はず》しましょう。患者との間に価値観の対立があるときでも、看護者の価値観が正しく、患者の価値観は間違っているとは限らないのです。第一、価値観は多くの場合、正しい、正しくないで分けることはできません。人それぞれがもつさまざまな価値観を知り、同時に自分の価値観について再考する余裕がほしいものです。対立する価値観に看護者が影響を受けて納得すれば、自らの価値観をひるがえす可能性もあります。

このような姿勢が身につくと、違った価値観に出会ったときに、たとえ自分の価値観を変えることはなくても、相手の価値観をそのまま認めることができ、自分の価値観を相手に押しつけようとは思わなくなります。

例えば、「患者は年齢にふさわしい寝間着を着るのがよい」と信じていた看護者が、はたして自分の考えが正しいかどうか、そのこだわりに意味があるかどうかを見直し、「本人が好きと言うなら、いいのではないか」と考えを変えたらどうなるでしょう。おそらく「初老の患者のピンクの透けた寝間着」に目くじらを立てていた分のエネルギーを使わなくてもすむようになるでしょう。

「自分をどれだけ受容するか？」ということと、「他人をどれだけ受容するか」との間には直接的な関係があり、自分を受容できないことが多い人は、他人についても受容しにくいということです。看護者は「私が私であることを私は好きか、どれだけ気に入っているか？」と自問してみるとよいでしょう。「自分を変える」というのは、必ずしも自分自身もそれがよいと思うわけではないが、相手の価値観に異議申し立てをしなくなるという変化も含んでいますから。チーム医療を効果的に行ううえで、おのおのが自分の価値観が本当に自分で納得してとっているものなのかどうか、見直してみることも必要でしょう。

平静さへの「祈り」
変えられることを　変える勇気と
変えられないことを　受け入れる平穏と
そして　変えられることと変えられないことの　違いを知る叡智を授けたまえ

これは、アメリカの神学者ニーバーの言葉といわれています。患者との価値観の対立を扱うのに、たとえ他のすべての方法が功を奏さなくてもあきらめるのではなく、相手の変化を願い続け、その人の行動にかかわり続ける自らへの決意とも呼ぶべき祈りです。患者が別個の人間であれば、その行動のなかに、自分に変えられることと、変えられないことがあることを、看護者は事実として受けとめていかなければならないでしょう。

看護ふれあい学では、価値観の対立を解く最後の方法として、「祈り」を提唱しています。これは、患者にかかわり続け、あきらめずにできることは行い、心を通い合わせていこうというものです。しかし、このことは決してたやすいことではありません。ニーバーの祈りは、どの道を行くべきかを選ぶときに、あらゆる英知を集めていこうと呼びかけているのです。

患者を尊重し、その人の生き方を認めながらも、身を引かずに、かかわり続ける決意こそが、看護の原点です。その人に関心があり大切に思うから、患者の行動を心の窓（行動の四角形）のなかに入れて、対応してきたのです。行動の四角形の一番下に残った価値観の対立は、看護者が人としての愛情から、患者にかかわり続け、チャンスがあったらまたコンサルタントとして働きかけようとする決意をもつことによって、解決していく可能性を残します。

死が避けられない子どもたち

「限りある生命に愛を」とＮＨＫテレビが、ルーマニアにおける幼児エイズ患者（輸血感染による）を看護するイギリス人看護師たちの姿を追った番組を放映しましたが、そのリーダー格の初老の女性が、「治療だけでは不十分です。看護が必要なのです」「この子どもたちに、生きる喜び、感動を味わってほしいのです。生きる喜びにふれることで、治療の効果もいっそう上がってくるでしょう」と語っていました。

間近にせまる死が避けられない子どもたちの、わずかに残された小さな生命に、温かい灯をともすことができるかどうか、彼女たちは子どもを抱き上げ、接吻《せっぷん》し、おしゃべりをしながら楽しく食事をさせ、一緒に唄い、踊り、外に連れ出す、それによって子どもたちは、子どもらしさと、生気を取りもどしていく、一人の子どもとして尊重され、愛情を受け、自分らしさを取りもどす権利、その子の生命が、その子自身の生命をまっとうして今を輝かすことができるようにかかわる。ここに看護があることをまざまざと見せられました。

南西部ミシガン院内教育協議会が、末期患者の権利宣言を出していますが、この子どもたちの声のように聞こえてきます。

●死にいたるまで、一人の生きた人間として処遇される権利を、私はもっている。
●迫り来る死についての気持ちや心を、私なりの方法で表明する権利を、私はもっている。
●孤独のうちに死んでしまうことのない権利を、私はもっている。
●他の人々の考えと正反対のことであるとしても、私自身であることや、私自身の決断を裁かれない権利を、私はもっている。
●温かで、こまやかで、知性のある人々に、私自身の望みを理解され、死に向かい合っていることで、その人たちに支えられているという満足感を味わう権利を、私はもっている。

ここに示されているように、自分のありのままを、一人の人間として大切にされている実感をもちながら、終焉《しゅうえん》を迎えたいと願っている患者の心をしっかりと抱き、対立する価値観に大切に耳を傾けて聞くことができる「能動的な聞き方」をはじめとする看護ふれあい学による患者との接し方は、これらの権利を侵さないだけでなく、積極的に権利を行使する手助けになるのではないでしょうか。

●私の死を家族が受け入れるための援助を行ってもらえる権利を、私はもっている。

家族の気持ちへの対応も、忘れてはなりません。家族が落ち着いて、できる限りの介護が行えるように手助けする、それも重要な看護です。

実際に患者を看取っている家庭は、その一員を間もなく失ってしまう恐れと悲しみ、身の置きどころのない患者の苦しみや、いらつきに出会う驚きと、何もできない空しさ、ささいなことまでカンにさわる屈折した患者との心のすれ違い、呼吸困難や出血を伴う、死につながる症状等におびえ、肉体的疲労以上に、日夜翻弄《ほんろう》されて、心身ともに疲れ果ててしまいます。ときには、誰にも言えずに、一人で告知を引き受け、平静を装わなければならない状況にいる人もあるでしょう。患者とともに家族をどう援助していくか、家族を支えることを含めたケアプログラムが計画される必要があるでしょう。

看護ふれあい学がすすめる「ふれあいマインド」によるコミュニケーション力が身につけば、最も適切な情報をもっている患者自身と家族、医療スタッフ、看護者、介護者全員を含めて、それぞれの個性、独自性、創造性が尊重されながら、相互の欲求充足をはかり、助け合う、真のチーム医療を実現していくことが可能になります。患者のために、スタッフを適切にコーディネイトする役割を患者に最も近いところにいる看護者がとっていこうではありませんか。それが最も患者を生かすことにつながります。

平家物語に「祇園精舎《ぎおんしょうじゃ》の鐘の声、諸行無常《しょぎょうむじょう》の響きあり」という一節があります。インド仏教の聖地、祇園精舎にあった、無常院という重症患者の病棟で、中央の仏様の背後に仏像の手から延びた幔竿《ばんかん》という竿を手に握って寝かされていた患者が亡くなると、無常院につるされた白銀の鐘と、波離の鐘が打ち鳴らされる。これが、「諸行……無常……」と響くのだそうです。

「諸行無常」とは、この世のあらゆるものは、同じところにとどまらず変わっていく。一滴の水が集まって川となり、やがて大海に流れて消えていく、しかし川は相変わらず流れている。人は、生まれた瞬間から死に近づいていき、やがて死を迎える。万物が、同じところにとどまらない、そういうことなのだそうです。

二千数百年も前から、仏教医療のなかには看護学があり、看病は、福徳がいただける福田《ふくでん》（福を生じる田）のトップにあげられていました。そして、出家は必ず同居している病人の看護をお互いにしなければならない戒律があって、看護人の条件は、五つの法として説かれていました。そのなかで、食事、排泄、かかわり方の心構えと、医学の知識を勉強して万全を尽くすことと、相手を心から喜ばすことは自分の人生にとっても役立つはずだから、病人を手本にして、勉強を怠るでないと教えています。そして、病室を、皆の見える明るい場所にして、便器を清潔にするための工夫など、細かい注意が患者中心に考えられていました。

一般に流布してはいなかったにしても、看護の精神は、二千数百年も前から伝えられ、国や時代を越えて今も変わっていないようです。

もはや死に向かって歩みゆくほかないとしても、その最後の瞬間まで、人の生命は尊い大切なものとして無条件に大切にされ、その人の人間性は、人としての尊厳にふさわしく取り扱われる権利をもっています。

看護は、まさに、生命の手伝いであるべきですし、だからこそ、その人をありのままに生かし、大切にするコミュニケーションが必要なのです。

自立とは、自分の生命を、自分で掌握しながら生きることを指すのですが、日本では、まだまだ自立して病と取り組む体制が確立されていません。人間の生と死が、本人から隔離されているのが現代日本の医療システムです。

告知の問題も、本人に告知しないことは、誰が問題の所有者かを侵すことになりますが、伝えることとは、患者に大きな問題をかかえさせることになります。その相手をどれだけ受けとめられるか、どのくらい後のケアが適切にできるかが、医療・看護者側に課せられる課題です。その体制作りと、患者本人の自立が同時並行的に行われなければ、告知が生きる意欲を失わせる結果を生むことも確かにあるでしょう。

しかし、患者の一度きりのかけがえのない人生を考えるとき、病名を知ることで、何か別の生き方を発見する可能性もあるのです。また、本人が自分では知りながら、家族には伝えずに生きる権利ももっており、さまざまな積極的な生き方につながった実例が報告されています。

看護者が今できることは、看護方針の明確化と、ケアスタッフの教育、患者一人一人とその家族が、死の意味を大切に受けとめられる心の土壌作りと、心を通い合わせてよりよく生きられる環境作りではないでしょうか。そこにリーダーシップをとっていくことができる看護者が育っていく必要があります。ふれあいコミュニケーション・リーダーの能力が生きるところです。

看護ふれあい学で学ぶ心のコミュニケーションは、患者に、あるがままで存在してよいという実感をもたせながら、その自立を助け、患者自身が人の役に立ちながら生きる喜びを実現していくものです。看護者自身の自立が問われ、覚悟も必要ですが、お互いに人間として、出会い、過ごしたことを、看護の過程で患者に助けられ協力してもらったことを、心からありがとうと感謝しながら見送ることができたとき、患者も幸せに人生をまっとうすることができるのではないでしょうか

毎日の看護の何げないかかわりのなかで、患者の問題の所有権を侵さず、自分の問題はしっかりと所有してコミュニケーションをはかることが、人間の尊厳を守る医療、看護の出発点だと思います。心通い合う適切な看護ができる問題なし領域を含めて、行動の四角形全体が自分も、相手も生かす看護そのものなのですから。

あとがき

看護者が白衣の天使ではなく、ときにはゆれ動く感情をもった一人の人間としての自分を大切にしながら、医療現場で看護の独自性を発揮し、心のこもった看護を実現できるはずだという確信をもったのは、私自身が、トマス・ゴードン博士のコミュニケーション論と実践を、日本で展開している親業訓練講座に出会い、やさしさに対する考え方が一八〇度変わったときからでした。

それまでは、犠牲と奉仕の精神で、自分の思いは捨てることがやさしさだと思っていました。しかし、看護・介護をする側に要求され続けてきたこの精神が、どこかで当事者に苦しさやつらさを生んでいるとしたら、看護者や介護者を本当に活かしていることにはならないのではないか、そして一方的にされる側に立つ患者の人間としての誇りや、人の役に立つ喜びを尊重することにはならないのではないかということに気づかされました。

看護者と患者が、人間として互いに活かし合う関係で、看護・介護ができる具体的な方策がここにあることを知らせて、一緒に学びたい。そんな思いでゴードン博士のコミュニケーションスキルを世界に先がけて、看護・介護用のプログラムにした「看護ふれあい学講座」開発の手伝いをし、ふれあいコミュニケーション・リーダーの資格が認定されるこの講座のインストラクター第一号になりました。そして講座を行いながら、ふれあいマインドが現場で大きな効果をもつことを実感し、ともに成長できる喜びを味わってきたのです。

この講座を受講して、人が好きになり、人も自分も信じられるようになって生き方が変わったという若い看護者、同じ病院で三人一緒に学んだ師長たちが協力して、患者の心の安心を第一に考えてコミュニケーションをはかり、他の医療スタッフを看護の視点から適切に動員して、一二〇床のお年寄りをたった一時間半で、何のトラブルもなく道路を隔てた療養型病棟に引っ越すことができた話などを聞くと、ますます看護ふれあい学講座の必要性と、可能性を確信します。

後者の例は、当初医師からは抑制帯で縛って移動するように提案されたようですが、彼女たちは抑制帯を旧病棟に置いて、こう言ったそうです。「とんでもない、ふれあいマインドでコミュニケーションをはかり、前もって十分に準備をすれば怖いものは何もない、抑制帯は今後も必要ありません」信頼して任せたスタッフの自主性も喚起され、病院全体の活性化にもつながったということでした。医師の手伝いではない、人を大切にして人を活かす本当の看護を実現できるという自信にあふれたふれあいコミュニケーション・リーダーたちの姿に心ふくらむ思いです。

二一世紀に向けて、誰もが看護の心をもち、それを表現し、実践するスキルを身につけていることが必要になってくるでしょう。私たち大人の模範が、次の世代の看護・介護者を育てるのです。人の生から死まで、毎日のかかわりの中で人に触れ、人を活かし、自分を生かす看護学が、人間をトータルに扱う人間科学としてさらにクローズアップされるでしょう。そのとき必要なのは、患者の人生の所有権を侵さずにかかわりを見直し、関係を構築する本音のやさしさの視点ではないかと思います。

本書が同じときを共有した患者とその家族、看護、介護者と医療スタッフすべての人が尊重され、活かされ、互いに助け合うことを喜びながら人間としての自立を目指す、豊かな看護の手伝いになれば幸いです。

執筆にあたって、なかなか筆の進まない私を根気よく励まし続け、ご指導くださった近藤千恵理事長、そしてたくさんの心あたたまる実践例をくださり、看護ふれあい学講座の可能性を実感させてくださった埼玉県指扇《さしおうぎ》病院の高木由紀子師長をはじめ、全国の看護・介護職の方々、いろいろと助けてくださった仲間のインストラクターの方々と甲藤ユリさんに心よりの感謝を捧げます。また本書の作成に大きな力を発揮してくださった照林社の高橋修一編集本部長、井内誠編集長、鈴木聡子さんにあつくお礼申し上げます。

二〇〇〇年一一月

看護ふれあい学研究会会長　中井 喜美子

■参考図書

トマス・ゴードン著　近藤千恵訳『親業』大和書房　一九九八年
トマス・ゴードン著　近藤千恵・中井喜美子訳『ゴードン博士の親に何ができるか「親業」』三笠書房　一九九〇年
トマス・ゴードン著　近藤隆雄訳『リーダー訓練法』サイマル出版会　一九八五年（絶版）
トマス・ゴードン著　奥沢良雄・市川千秋・近藤千恵訳『教師学』小学館　一九八五年
トマス・ゴードン著　近藤千恵監訳・田渕保夫・田渕節子訳『医療・福祉のための人間関係論』丸善　二〇〇〇年
リンダ・アダムス、エリナー・レンズ著　近藤千恵・田中きよみ訳『女性のための人間関係講座』大和書房　一九八六年
近藤千恵監修『看護手帖』親業訓練協会出版　一九九二年
フロレンス・ナイチンゲール著　湯槇ます・薄井坦子・小玉香津子他訳『看護覚え書』第五版　現代社　一九九五年
寺本松野著『癒しのこころ』サンルート看護研修センター　一九九五年
マイラ・ブルーボンド・ランガー著　死と子どもたち研究会訳『死にゆく子どもの世界』日本看護協会出版会（絶版）
慈恵看護教育百年史編集委員会『慈恵看護教育百年史』東京慈恵会　一九八四年
平野鐙著『看護の心得（明治二九年発行）』大空社　一九八九年
池口恵観著『医の哲学』紫翠会出版　一九九六年
橋口英俊著『痛みと心』（「痛みの科学」メディコピア二六巻）　一九九二年

親業・看護ふれあい学に関する出版物

親業・ゴードン博士自立心を育てるしつけ　トマス・ゴードン著、近藤千恵訳、小学館、1990
親子手帖　近藤千恵著、親業訓練協会、1991
教師学手帖　近藤千恵著、親業訓練協会、1991
保育手帖　近藤千恵著、親業訓練協会、1992
「親業」に学ぶ子どもとの接し方　近藤千恵著、新紀元社、2004
「教師学」心の絆をつくる教育　近藤千恵著、親業訓練協会、1993
子どもに愛が伝わっていますか　近藤千恵著、三笠書房、1997
クリスチャンのための「親業ＡＢＣ」　Ｅ・Ｈ・ゴールキイ著、近藤千恵・広田実訳、新教出版社、1997
介護者のための人間関係講座　近藤千恵著、あさま童風社、1998
理由ある反抗　近藤千恵著、みくに出版、2007
ビジネスマンのための家族手帖　近藤千恵著、親業訓練協会、1999
「親業」ケースブック　小学生編　近藤千恵監修、大和書房、1999
「親業」ケースブック　幼児園児編　近藤千恵監修、大和書房、2000
「親業」ケースブック　中高生編　近藤千恵監修、大和書房、2000
心とこころの保育　近藤千恵著、ミネルヴァ書房、2000
先生のためのやさしい教育学による対応法　近藤千恵監修、高野利雄著、ほんの森出版、2000
心を伝える21世紀のコミュニケーション　近藤千恵、親業訓練協会、2000
介護手帖　近藤千恵監修、親業訓練協会、2004
親業トレーニング　近藤千恵監修、久保まゆみ著、駿河台出版、2005
自分らしく生きるための人間関係講座　リンダ・アダムス、エリナー・レンズ著、近藤千恵・田中きよみ訳、大和書房、2005
教師学入門　近藤千恵監修、土岐圭子著、みくに出版、2006
自己表現手帖　近藤千恵監修、田中きよみ著、親業訓練協会、2006
子育てマンガ　すてきなお母さんになるシンプルな３つの方法　近藤千恵著、カンゼン、2006
10歳からの親業　近藤千恵著、講談社＋α文庫、2009

＊315頁の参考図書に挙げてあるものは除きます

本書の内容に基づいた講座

看護ふれあい学一般講座　全21時間

患者の心を理解し、気持ちの通い合う、あたたかい人間関係を築くことを目的とした訓練です。

看護ふれあい学講座には他に下記の講座があります。

看護ふれあい学上級講座　全30時間

一般講座で学んだ内容を復習し、「自分とのふれあい」をテーマに、コミュニケーション能力と自己理解をすすめていきます。

看護ふれあい学上級プラス講座　全12時間

「チームとのふれあい」を目的に、管理責任を持つリーダーとしてのコミュニケーション能力を磨きます。

看護ふれあい学基礎講座　全6時間　（定員８～40名）

「看護手帖」を副読本として、患者に接しているときに起こりがちな問題点を明らかにし、よい人間関係づくりを体験学習していきます。

看護ふれあい学基礎講座・介護編　全6時間　（定員８～40名）

家族や福祉の現場で介護する側、される側のコミュニケーションスキルを向上させる全6時間の講座です。

基礎講座・一般講座は、講師を派遣いたします。講座開講にご興味のある方は協会本部までご連絡ください。

ふれあいコミュニケーション・リーダー

親業訓練協会が提供する「看護ふれあい学講座」を修了した方々に「ふれあいコミュニケーション・リーダー」の資格認定証（５級～１級）を発行いたします。

講座についてのお問い合わせ

親業訓練協会

〒150-0021東京都渋谷区恵比寿2-3-14　8F

Tel　03-6455-0321　Fax　03-6455-0323

ホームページアドレス　http://www.oyagyo.or.jp

人生の所有権 ……………………132

【せ・そ】
正当な依存 ……………………153
説教 ……………………………46
宣言のわたしメッセージ……164
率直な自己表現 ………156、160

【た・ち】
第一法 …………………………236
第一法を使う場合 ……………263
対決のわたしメッセージ
…………192、200、214、219
第三法 …………………………242
第三法による問題解決 ……246
第三法の利点 …………………260
第三法の六段階 ………………248
第二法 …………………………239
沈黙 ……………………………99

【て・と】
提案 ……………………………46
同情 ……………………………50

【に・の】
認知症のお年寄りへの対応…126
能動的な聞き方
……………58、70、132、144
能動的な聞き方のフィードバック
…………………………………59

【は】
白衣の天使 ……………………17
パターナリズム ………116、121

【ひ】
非受容領域 ……………26、186
非難 ……………………………48

【ふ】
侮辱 ……………………………49
ふれあいマインド ……………161
プロセスコンサルタント……280

【へ】
返事のわたしメッセージ……173
変動する受容領域 ……………30

【め・も】
命令 ……………………………45
問題所有の原則 ………34、101
問題なし（受容領域） ………36
問題の所有者 …………………191

【よ】
欲求の対立 ……………………243
予防のわたしメッセージ……179

【わ】
わたしメッセージ ……………162
わたしメッセージのリスク …217

索 引

【あ・い・お】
あなたメッセージ …………194
インフォームド・コンセント…116
インフォームド・チョイス……117
インフォームド・デシジョン…117
おきまりの対応一二の型 ……53

【か】
解釈 ……………………………50
カウンセリングマインド……161
価値観に影響を与えるわたしメッセージ …………………297
価値観の対立 …………243、285
環境改善 ……………………222
看護者が問題をもつ …………37
看護者自身のQOL……………19
看護者の理想像 ………………20
患者が問題をもつ（受容領域）……………………………36
患者同士のトラブル ………275
患者の「コンサルタント」…292
感情 …………………………108

【き】
記号化 …………………………59
記号化のプロセス ……………60
QOL……………………………19
共感 ……………………………68
共感と同情の違い …………150
脅迫 ……………………………46

【け】
幻覚や幻聴がある患者 ……127

【こ】
講義 ……………………………47
肯定のわたしメッセージ……168
行動の四角形 ……………26、35、100、162
心のキャッチボール …………67
心の声を引き出す効果 ………70
言葉によらないメッセージ …22
ごまかし ………………………52
コミュニケーションの過程 …58
コミュニケーションの図式 …60

【さ】
三部構成の対決の「わたしメッセージ」……………………244

【し】
四角形の窓 ……………………26
質問 ……………………………52
死と向き合う人への援助 …135
一二の型 ………………………45
受動的な聞き方 ………53、147
受容線 ………………………27、30
受容線の変動 …………………33
受容度 …………………………31
受容領域 ……………………26、30
賞賛 ……………………………48

看護《かんご》ふれあい学講座《がくこうざ》

——具体例で学ぶコミュニケーション訓練

2001年１月10日　第１版第１刷発行
2022年２月９日　第１版第11刷発行

監修者　近藤千恵《こんどうちえ》
著　者　中井喜美子《なかいきみこ》

発行者　有賀洋文
発行所　株式会社　照林社
〒112-0002
東京都文京区小石川2-3-23
電話　03(3815)4921＜編集部＞
03(5689)7377＜営業部＞
http://www.shorinsha.co.jp/
印刷所　共同印刷株式会社

検印省略（定価はカバーに表示してあります）
ISBN4-7965-2043-0